GERDA HELLMANN

Wechseljahre

Mit Naturheilkunde fit und gesund

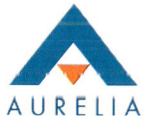

AURELIA

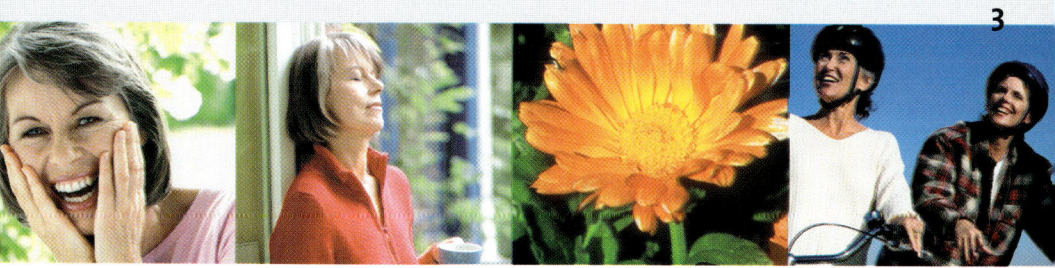

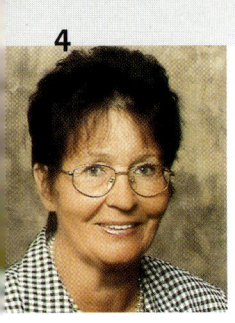

Die Zeit der Wechseljahre sind ein natürlicher Prozess im Leben einer jeden Frau. Doch in unserer modernen leistungsorientierten Gesellschaft werden sie zunehmend als Mangelerkrankung aufgefasst. Ein beträchtlicher Anteil der Frauen wird zu ewiger Jugend mit Hilfe von Hormonen oder anderen medizinischen Therapien gedrängt. Es findet ein Aufreiben zwischen Jugendlichkeitswahn und der Akzeptanz des Älterwerdens statt. Oft reduziert sich der Gedanke an die Wechseljahre auf die Frage „Soll ich Hormone nehmen oder nicht?" Aber es gibt andere Perspektiven, die es wert sind, betrachtet zu werden.

Nun, es ist nicht leicht, sich durch die Ratschläge für die Wechseljahre zu arbeiten. Das Spektrum reicht von der Befürwortung eines natürlichen Klimakteriums bis hin zu Lobgesängen auf die Hormonsubstitution. Da gilt es, sich zu informieren und den eigenen Weg zu finden. Inzwischen haben feministische Autorinnen, Ärzte und auch Wissenschaftlerinnen viele Bücher geschrieben und damit die Mauer der Unwissenheit über dieses wichtige Thema durchbrochen.

In der Zeit der Wechseljahre benötigen einige Frauen Unterstützung. Das hat mich bewogen, diesen Ratgeber zu verfassen und eine ganzheitliche, naturheilkundliche Begleitung durch die Wechseljahre aufzuzeigen. Schwerpunktmäßig möchte ich die Moderne Homöopathie mit ihren Kombinationsmitteln nahe bringen. Phytotherapie, klassische Homöopathie und bewährte Hausmittel finden ebenfalls Zuwendung. Auch die Hormontherapie mit ihrem Für und Wider findet ihren Platz. Bei den von mir aufgezeigten alternativen Therapien liegen gesicherte Kenntnisse vor und sie sind zur Selbsthilfe geeignet.

In eigenen Kapiteln werden die unterschiedlichen Therapierichtungen zu Ihrem Verständnis erklärt. Es gibt nicht den richtigen Weg für das Klimakterium. Aber eine rechtzeitige umfassende Aufklärung hilft, das eigene Gesundheitspotenzial auszuschöpfen und den bestmöglichen individuellen Weg zu erkennen und zu gehen.

In keltischen Kulturen wurde das junge Mädchen als Blume gesehen, die Mutter als Frucht und die ältere Frau als Samen, also als der Teil der Pflanze, der das Wissen und das Potenzial aller anderen Teile in sich vereint. Es war die Aufgabe der Frau nach der Menopause, die Gemeinschaft, in der sie lebte, mit den Samenkörnern ihrer Wahrheit und Weisheit neu zu befruchten.

Erfassen wir den tiefen Sinn dieser Aussage, begreifen wir, dass unsere Fruchtbarkeit sich nur verlagert hat und in keinem Fall erloschen ist. Auf unseren Reichtum an Erinnerungen und unsere Lebenserfahrung möchten wir nicht verzichten. Nur das macht uns unverwechselbar und interessant.

Die Menstruation mit ihrer zu- und abnehmenden weiblichen Energie ist eine Art Wechselstrom. Während der Wechseljahre intensiviert und festigt sich der Energiefluss zum Gleichstrom. Diese Tatsache können wir uns zu eigen machen, wenn wir sie als Wahrheit annehmen.

Um eine Annäherung von konventioneller und alternativer Medizin bin ich immer bemüht. Deshalb danke ich auf diesem Wege auch den Schulmedizinern, die mir diese Zusammenarbeit zum Wohle der Patienten und Patientinnen ermöglichen.

Göttingen im März 2003   Gerda Hellmann

1 | Der Wechsel in den Wechseljahren

So manches ändert sich in den Wechseljahren – und nicht mit allem ist man einverstanden. Doch nicht nur Krankheit, Verlust und Abschied bringt diese Zeit. Sie kann auch eine Zeit der positiven Energie sein, der spannenden Veränderungen und des Neuanfangs! Doch was tut sich nun im Körper, was tut sich in der Seele, wenn die Welt sich dreht, die Hitze plagt und die Stimmung umschlägt? Und was gibt es für Möglichkeiten, natürlich und unbeschwert das Leben zu genießen? Lesen Sie selbst ...

1.1 | Was ändert sich wie und wann?

Jede Frau erlebt sie und jede Frau erlebt sie anders: die Wechseljahre. Kulturelle, soziale und die ganz persönlichen Umstände prägen diese Zeit des Wandels. Auffallendes Merkmal der Wechseljahre sind Zyklusschwankungen bis schließlich zur letzten Menstruation.

Der Zeitpunkt der endgültig letzten Menstruation ist die Menopause (aus dem Griechischen: meno = Monat, pausis = beendigen). Sie liegt durchschnittlich um das 50. Lebensjahr. Die Zeit davor wird als Prämenopause bezeichnet. Sie dauert durchschnittlich vier bis fünf Jahre, kann aber auch bereits mit dem 40. Lebensjahr beginnen. Die Prämenopause ist geprägt von Blutungsunregelmäßigkeiten. Die Eisprünge werden seltener und die Östrogenproduktion lässt langsam nach. Manche Frauen bemerken bereits in dieser Phase die ersten Anzeichen körperlicher Störungen wie Hitzewallungen oder Stimmungsschwankungen.

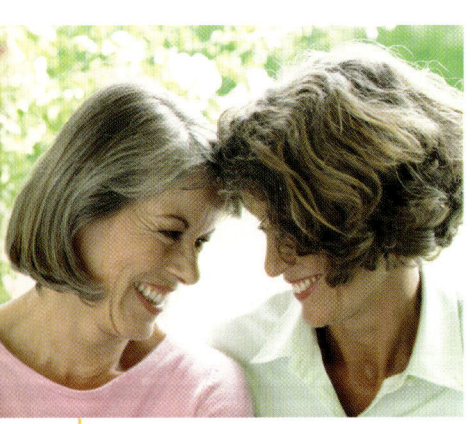

Spielball der Hormone?!

Den Zeitraum nach der letzten Monatsblutung bezeichnet man als Postmenopause. Die Östrogenproduktion in den Eierstöcken ist nun extrem verringert, bis sie schließlich endgültig aufhört. Geringe Mengen werden nun nur noch von den Nebennieren und im Unterhautfettgewebe gebildet. Diese Phase endet in der Regel um das 55. Lebensjahr, sie kann aber auch länger dauern. Bei vielen Frauen ist sie von körperlichen und seelischen Beschwerden begleitet.

Der gesamte Lebensabschnitt – Prämenopause, Menopause und Postmenopause –, der sich meist über 10 Jahre erstreckt, wird als Klimakterium (aus dem Griechischen: klimakter = kritisch) oder einfach als Wechseljahre bezeichnet. Da das Durchschnittsalter der Frau inzwischen auf 84 Jahre gestiegen ist, bedeutet das eine Lebenserwartung nach der Menopause von 35 – 40 Jahren. Somit ist das Klimakterium das Tor für die zweite Lebenshälfte. Dieses sollten wir mit Freude und Optimismus wahrnehmen und uns den neuen Aufgaben stellen.

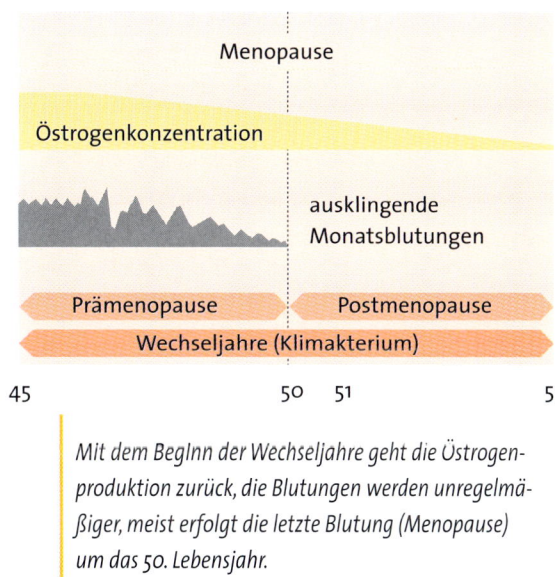

Mit dem Beginn der Wechseljahre geht die Östrogen-produktion zurück, die Blutungen werden unregelmä-ßiger, meist erfolgt die letzte Blutung (Menopause) um das 50. Lebensjahr.

Das Gleichgewicht gerät durcheinander

Während der Wechseljahre verringert sich die Funktion der Eierstöcke bis sie ihre Produktion ganz einstellen. Dadurch verändern sich die Konzentrationen der weiblichen Geschlechtshormone während dieser Zeit kontinuierlich. Dass kann zu den verschiedensten Beschwerden führen, die unter dem Begriff „klimakterisches Syndrom" zusammengefasst werden.

Meist das erste Zeichen: Zyklusschwankungen.

Gewöhnlich kündigt sich die Phase der Prämenopause durch Zyklusstörungen an. Die Menstruation endet nicht abrupt, sondern wird durch den allmählichen Hormonumschwung zunächst gestört. Häufig treten Zwischenblutungen auf oder Dauer und Intensität der Blutungen verändern sich. Der gesamte Menstruationszyklus kann verlängert sein, die

Blutung fällt dann häufig stärker aus. Oder der Zyklus ist verkürzt und die Blutung ist schwächer.

Auch das vegetative Nervensystem kann mitbetroffen sein. Das vegetative Nervensystem steuert alle wichtigen Lebensfunktionen, wie etwa die des Stoffwechsels, von Herz und Kreislauf oder der Verdauung, ohne dass wir es willentlich beeinflussen können. Dieses Zusammenspiel kann durch den Hormonumschwung ebenfalls aus der Balance geraten. Da die Östrogene einen bremsenden Einfluss auf das vegetative Nervensystem ausüben, können sich bei ihrem Ausfall Störungen und Beschwerden in diesem Bereich einstellen. Atmung, Verdauung oder auch der Stoffwechsel (z.B. der Wasserhaushalt) können betroffen sein. Die Erscheinungen variieren individuell beträchtlich. Typische Folgen sind anfallartige Hitzewallungen mit Schweißausbrüchen und Herzrasen. Ferner klagen Frauen über Schlaflosigkeit, Leistungskraftminderung, Nervosität, depressive Verstimmungen oder Kopfschmerzen.

Die Östrogenproduktion lässt nach.

Da das wesentliche Merkmal der Wechseljahre eine verringerte Östrogenproduktion ist, finden sich die körperlichen Veränderungen vor allem an den Körperstellen, die von den Östrogenen direkt beeinflusst werden. Das sind insbesondere die Gebärmutter, die Scheide und die Brustdrüsen, aber auch die Haut und die Schleimhäute. So beginnt die Scheidenhaut, dünner und trockener zu werden und es kann zu Beschwerden beim Sex und zu vermehrten Entzündungen kommen.

Veränderungen im Gefäßsystem zeigen sich im Blutdruckanstieg. Östrogene sind zudem am Aufbau der Knochen beteiligt, so dass die Hormonlage nach den Wechseljahren die Verringerung der Knochenmasse und somit die Osteoporose begünstigt. Dadurch steigt die Gefahr von Knochenbrüchen.

Als typische Krise der Wechseljahre wird die so genannte „Torschlusspanik" beschrieben. Viele Frauen befürchten, dass mit dem Ende der Fruchtbarkeit ihr Wert sinkt, sie nicht mehr attraktiv sind und das Sexualleben verloren geht. Die Furcht vor dem älter werden nimmt zu, gefördert durch den Jugendlichkeitswahn unserer Gesellschaft.

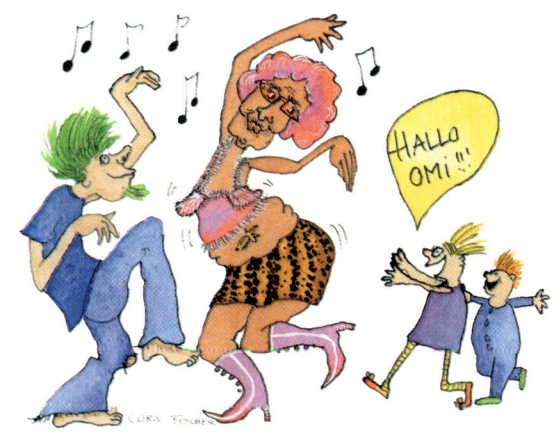

Gleichzeitig kann der Verlust vertrauter Lebensbereiche in der Familie, zum Beispiel die Trennung vom Partner oder wenn die Kinder das Nest verlassen, die Psyche belasten. Es hat sich gezeigt, dass bei Frauen, die sehr stark unter Wechseljahresbeschwerden leiden, oft eine problematische Konstellation in der Ehe, der Familie oder im Arbeitsprozess vorliegt.

Bei den meisten Frauen machen sich klimakterische Beschwerden nach der Menopause bemerkbar. Nur etwa 30 Prozent benötigen in der Prämenopause eine Behandlung. Die größte Rolle spielen die klassischen Wechseljahresbeschwerden: 70 Prozent der Frauen leiden unter Hitzewallungen, 55 Prozent unter vermehrtem Schwitzen und 45 Prozent unter Schwindelattacken. Zwei Jahre nach der letzten Regelblutung stellt sich fast bei der Hälfte der Frauen ein erhöhter Blutdruck ein und bei 25 Prozent steigt das Risiko, an Osteoporose zu erkranken.

Meist beginnen die Beschwerden nach der Menopause.

Nicht alle diese Symptome und Beschwerden müssen gleichzeitig auftreten. Viele Frauen leiden in irgendeiner Art und Weise unter Beschwerden, die zum klimakterischen Syndrom gezählt werden. Doch viele Frauen nehmen die Zeit der

Wechseljahre nur kaum oder gar nicht als belastend wahr. Fest steht, dass es viele Möglichkeiten gibt, sich selbst zu helfen oder mithilfe eines Arztes oder Therapeuten gesund und mit viel Elan in die zweite Lebenshälfte zu starten.

Wie lange werden die Symptome anhalten?

Die Wechseljahressymptome sind eine temporäre Erscheinung und gehen somit auch vorüber. Sie sind nichts anderes als ein Teil der Anpassungen an die hormonellen Veränderungen. Wie lange das dauert, hängt von vielen Faktoren ab. Zum Beispiel davon, was sonst noch im Leben passiert und ob die Veränderungen grundsätzlich akzeptiert oder abgelehnt werden.

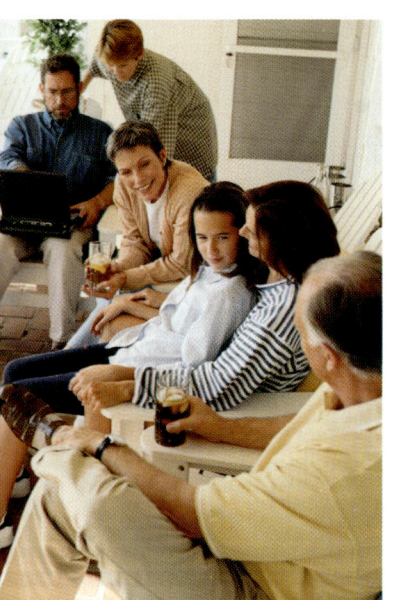

In unserem Kulturkreis dauert das Klimakterium normalerweise zwischen fünf und zehn Jahre. Abweichungen gibt es natürlich auch hier. Langsam beginnt es, steigert sich allmählich bis auf ein Maximum und wenn der Körper und die Seele gelernt haben, mit dem neuen hormonellen System zu leben, geht es auch wieder langsam vorüber. Langfristig lassen sich die Auswirkungen der hormonellen Umstellung nicht mehr von den normalen Alterungsprozessen trennen.

Um diese Zeit des Wechsels leichter zu bewältigen, können Sie viel selber tun. Den ersten Schritt haben Sie bereits getan, indem Sie dieses Buch lesen und die Ratschläge im Bedarfsfall nutzen. Wenn Sie dazu noch für viel Bewegung, frische Luft, ausreichend Schlaf und eine gesunde Ernährung sorgen, Sex nicht vergessen, sich selbstbestimmt in der Welt orien-

Suchen Sie Gleichgesinnte.

tieren und einen lebendigen Freundeskreis pflegen, wird das Leben auch in diesem Abschnitt in gesunde harmonische Bahnen geleitet.

1.2 | Hormone – Laufburschen im Dienste des Körpers

Hormone sind Botenstoffe, die Informationen im Körper weiterleiten. Sie werden in der Regel von bestimmten Drüsen gebildet und gelangen mit dem Blut zu den Körperstellen, an denen sie schließlich wirken. Sie kommen im Körper nur in ganz geringen Mengen vor.

Oberste Steuerzentrale ist das Gehirn. Über komplizierte Regelkreise koordinieren der Hypothalamus, das ist ein Teil des Zwischenhirns, und die Hypophyse, das ist die Hirnanhangsdrüse, die Hormonproduktion der nachgeschalteten Drüsen, also zum Beispiel der Eierstöcke. Auch Schilddrüse und Nebennieren sind hormonproduzierende Organe. Eine mehr oder minder ausgeprägte Funktionssteigerung der Schilddrüse und der Nebennieren (siehe Kapitel 1.4 und 1.5) kann sich bei manchen Frauen in den Wechseljahren bemerkbar machen.

Die Hormonproduktion wird vom Gehirn gesteuert.

Die Sexualhormone

ÖSTROGENE: Die wichtigste Gruppe der Sexualhormone sind die Östrogene. Sie werden in erster Linie von den Eierstöcken gebildet, in geringer Menge auch von der Nebennierenrinde und im Unterhautfettgewebe. In den Eierstöcken werden sie von den so genannten Follikeln gebildet. Follikel sind winzige Eibläschen, die jeweils eine Eizelle enthalten.

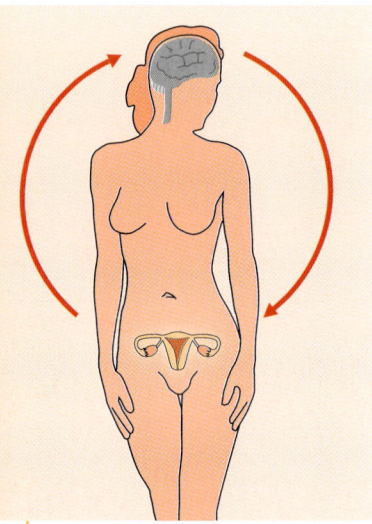

Das Gehirn steuert die Produktion der Sexualhormone in den Geschlechtsdrüsen. Der Hormonspiegel im Blut gibt an, ob die Produktion gesteigert oder gedrosselt werden soll.

Die Östrogene sind die bestimmenden Hormone in der ersten Hälfte des Menstruationszyklus. Sie sind verantwortlich für den Aufbau der Gebärmutterschleimhaut und fördern die Reifung der Follikel sowie indirekt den Eisprung. Östrogene wirken in erster Linie auf die Geschlechtsorgane. So sind sie beispielsweise für das Wachstum der Brustdrüsen in der Pubertät verantwortlich. Doch auch außerhalb der Geschlechtsorgane sind Östrogene an wichtigen Prozessen, wie zum Beispiel dem Knochenaufbau, beteiligt.

GESTAGENE: Die Gestagene sind natürliche Gegenspieler der Östrogene. Der wichtigste natürliche Vertreter ist das Progesteron. Es ist vor allem in der zweiten Zyklushälfte der bestimmende Faktor beziehungsweise in der Schwangerschaft.

PROLAKTIN: Prolaktin wird in der Hypophyse gebildet und ist in größeren Konzentrationen vor allem während Schwangerschaft und Stillzeit vorhanden. Dann steuert es in erster Linie die Produktion der Muttermilch. Ein Zuviel an Prolaktin außerhalb der Schwangerschaft kann den Eisprung hemmen. Auch ein Zusammenhang mit schmerzhaften Monatsblutungen ist wahrscheinlich. Die weitere Bedeutung von Prolaktin ist allerdings noch unklar.

ANDROGENE: Androgene sind männliche Geschlechtshormone und normalerweise nur in geringen Mengen im weiblichen Körper vorhanden. Der wichtigste Vertreter ist das Testosteron, dass bei Männern vor allem in den Hoden gebildet wird, bei Frauen in geringen Mengen von den Eierstöcken und den Nebennieren. Ein Teil der Androgene wird im Fettgewebe unter der Haut in Östrogene umgewandelt.

Testosteron wird in zunehmendem Maße mit dem sexuellen Verlangen in Verbindung gebracht. Ein Mangel könnte möglicherweise für geringeres sexuelles Interesse verantwortlich sein. Zu viel Testosteron hingegen kann zu vermehrtem Haarwuchs im Gesicht, an den Armen und Beinen, zu Hautproblemen oder zu schütterem Haarwuchs führen – kurz: zu einem „männlicheren" Aussehen.

Ein weiteres Hormon, dass allerdings nicht zu den Sexualhormonen gehört, kann indirekt Einfluss auf den Menstruationszyklus und den Eisprung haben: das TSH oder thyreoideastimulierendes Hormon (Thyreoidea = Schilddrüse). TSH wird in der Hypophyse gebildet und steuert die Funktion der Schilddrüse. Selbst eine geringfügige Über- oder Unterfunktion der Schilddrüse kann den Menstruationszyklus und den Eisprung störend beeinflussen.

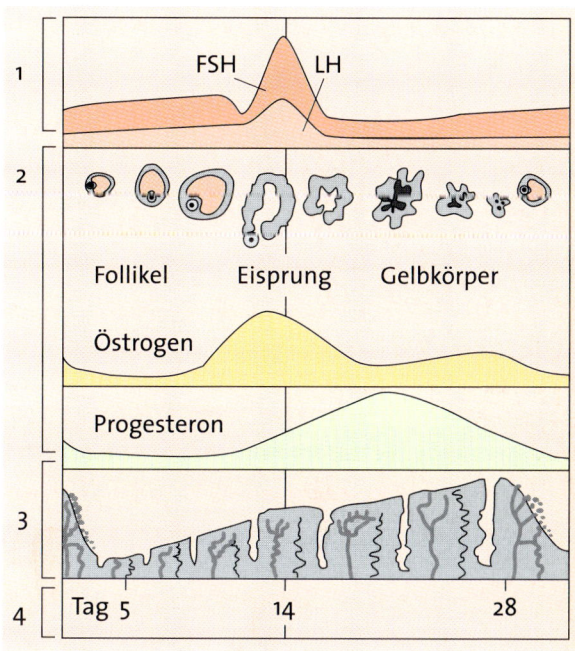

Der Menstruationszyklus. Das Gehirn bildet LH und FSH (1), im Eierstock findet der Eisprung statt und Östrogen und Progesteron werden gebildet (2), die Gebärmutterschleimhaut baut sich auf und wird schließlich abgestoßen (3).

Sehen wir uns nun das Spiel der Hormone noch einmal genauer an.

Der Menstruationszyklus

Am Anfang eines Menstruationszyklus steht die Bildung des Hormons FSH (follikelstimulierendes Hormon) durch die Hypophyse. Unter dem Einfluss von FSH reifen gleichzeitig mehrere Eibläschen (Follikel) in den Eierstöcken heran. Die Follikel bilden Östrogene, die in den Blutkreislauf abgegeben werden. Ist nun ein bestimmter Östrogenspiegel vorhanden, tritt ein weiterer Botenstoff ins Spiel: das LH oder luteinisierende Hormon. Es wird wie das FSH in der Hypophyse gebildet und löst bei einem Follikel den Eisprung aus. Die übrigen Follikel gehen zugrunde.

Die Hülle des Follikels wird zum Gelbkörper, das Ei wandert in den Eileiter. Der Gelbkörper bildet weiterhin Östrogene sowie das Progesteron. Dieses bestimmt die zweite Zyklushälfte. Am Ende eines Zyklus sinken Östrogen- und Progesteronspiegel auf ein Minimum herab, die monatliche Blutung setzt ein und postwendend steigt die FSH-Ausschüttung erneut an – der neue Menstruationszyklus hat begonnen.

Die Follikel gehen zur Neige

Um die Östrogenproduktion anzuregen, bildet das Gehirn vermehrt FSH.

Während der Wechseljahre beginnen die Eierstöcke nach und nach, ihre Funktion – Bereitstellung befruchtungsfähiger Eizellen und Hormonproduktion – einzustellen. Bei der Geburt eines Mädchens enthalten die Eierstöcke etwa 1 Million Eizellen. Während der Zeit der Geschlechtsreife, also bis zum Zeitpunkt der Menopause, werden bis zu 99 Prozent dieser Eizellen verbraucht. Da nun kaum noch reaktionsfähige Eizellen vorhanden sind, versiegt die Östrogenbildung zunehmend.

In der Zeit vor der letzten Menstruation reagieren die Eierstöcke immer weniger auf die Botenstoffe des Gehirns. Dann versucht die Hypophyse, über eine vermehrte FSH-Ausschüttung doch noch Follikel zum Reifen zu bringen. Der Wert des FSH kann dabei zwanzigfach höher sein als normal. Bis der Körper sein neues Gleichgewicht gefunden hat, können einige Jahre vergehen. Die auftretenden Veränderungen der Menstruationsblutungen sind von Frau zu Frau sehr unterschiedlich. Die erhöhten FSH-Werte können im Blut oder im Urin nachgewiesen werden.

1.3 Die Nebennieren – stressempfindliche Organe

Nicht nur die Eierstöcke sind für die Bildung der Sexualhormone zuständig, sondern auch die Nebennieren. In der Zeit des Klimakteriums und danach übernehmen sie nach und nach fast die gesamte Produktion, wenn auch in viel geringerem Maße. Ein geringer Anteil entsteht auch im Fettgewebe in der Haut. Als zwei kleine Anhängsel mit je acht bis zehn Gramm Gewicht sitzen die Nebennieren auf dem oberen Pol der Nieren (siehe Abbildung).

Sehr einfach ausgedrückt sind die wichtigsten Nebennierenhormone das Adrenalin, das Kortisol sowie die Androgene, Östrogene und Gestagene. Adrenalin steuert die Kampf- oder Fluchtreaktion des Körpers, Kortisol stärkt die natürliche Widerstandskraft und Leistungsfähigkeit und die Androgene stehen für Vitalität, sexuelles Verlangen und vieles andere.

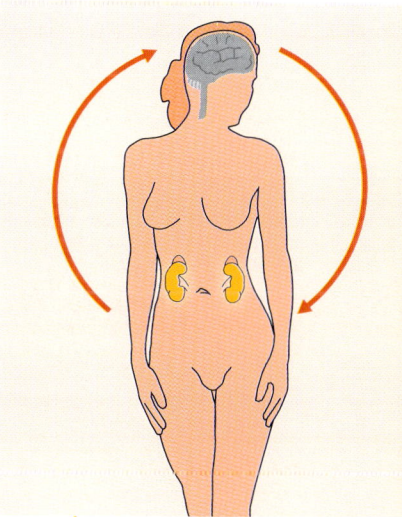

Das Gehirn steuert die Produktion der Nebennierenhormone. Der Hormonspiegel im Blut gibt an, ob die Produktion gesteigert oder gedrosselt werden soll.

Durch andauernden psychischen oder physischen Stress können die Nebennieren total überfordert sein und ihre Arbeit weitestgehend einstellen, so wie ein erschöpftes Pferd früher oder später stehen bleibt, auch wenn man es noch so sehr antreibt. Ist dieser Zustand zum Beginn der Wechseljahre eingetreten, stellt das eine ungünstige Voraussetzung für die Frauen dar und sie werden dadurch mehr gesundheitliche Probleme als die Frauen mit intakten Nebennieren bekommen. Es gibt durchaus Anzeichen, welche die Überlastung frühzeitig erkennen lassen und deshalb nicht übersehen werden sollten:

▶ Sie fühlen sich nach dem Schlaf wie ausgelaugt,

▶ ohne Kaffee gibt es nicht den richtigen Schwung,

▶ ständiger Griff nach Süßigkeiten und Koffein,

▶ schweres Einschlafen bei großer Erschöpfung,

▶ nachlassendes sexuelles Interesse.

Eine Reihe von sehr verbreiteten Stressfaktoren können zu Störungen der Nebennieren führen: Diese Faktoren können körperlicher Art sein oder psychischer Natur (siehe Tabelle).

Sicherlich ist es möglich, die individuellen Stressfaktoren herauszufinden und sie so weit wie möglich zu minimieren. Eventuell muss dabei professionelle Hilfe in Anspruch genommen werden. Wichtig ist das Verständnis dafür, dass optimal arbeitende Nebennieren einen sehr hohen Stellenwert für unser Leben

STRESSFAKTOREN FÜR DIE NEBENNIERE

seelische Faktoren

▶ Sorgen
▶ Wut
▶ Schuldgefühle
▶ Angst
▶ Depression

körperliche und umweltbedingte Faktoren

▶ chronische Schmerzen
▶ körperliche oder geistige Überarbeitung
▶ Schlafmangel
▶ chronische Allergien
▶ Verletzungen
▶ Operationen
▶ extreme Temperaturen
▶ Belastung mit Umweltgiften
▶ Schichtarbeit

während und nach den Wechseljahren einnehmen. Durch Blutuntersuchungen in einem Hormonlabor sind die Hormone der Nebennieren bestimmbar. Die fehlenden Hormone können teilweise substituiert werden. Aber sinnvoller wäre es, den Lebensstil zu ändern, der zu diesem Zustand geführt hat, und die Stressfaktoren – besonders Beziehungsstress, falsche Ernährung, Alkohol, Nikotin und auch zu viel Kaffee – auszuschalten. Denn wenn fehlende Hormone zu lange durch Medikamente ersetzt werden, kann das im Endeffekt zu einer dauerhaften Unterdrückung der Nebennierentätigkeit führen.

Wenn Sie die oben genannten Symptome an sich selber erkennen, sollten Sie Ihren Arzt auf eine mögliche Beteiligung der Nebennieren ansprechen. Sollten Sie sich für eine Blutuntersuchung entscheiden, ist folgendes zu beachten: Normalerweise wird das Blut einmal entnommen, wenn sie Ihren Arzttermin haben. Nun kann es aber sein, dass Ihre Nebennieren gerade zu der Zeit normal arbeiten. Ein aus dem Takt gekommenes Muster der Nebennierenhormone ist diagnostisch besser zu erfassen, wenn das Blut zu verschiedenen Tageszeiten abgenommen wird. Wenn Sie also möchten, dass die Untersuchung sichere Werte ergeben soll, dann suchen Sie einen Arzt, der die Komplexität der Nebennierentestung versteht. Es ist auch möglich, die Hormone im Speicheltest zu bestimmen.

1.4 Die Schilddrüse – Wächter des Energiestatus

Die Schilddrüse ist ein kleines, schmetterlingsförmiges Organ, angesiedelt im Bereich des Kehlkopfes. Sie besteht aus zwei Seitenlappen, die miteinander verbunden sind. Das Gewicht beträgt 20 – 25 Gramm. Das Organ ist mit einer bin-

Je größer die Schilddrüsenaktivität, desto höher ist der Energiebedarf.

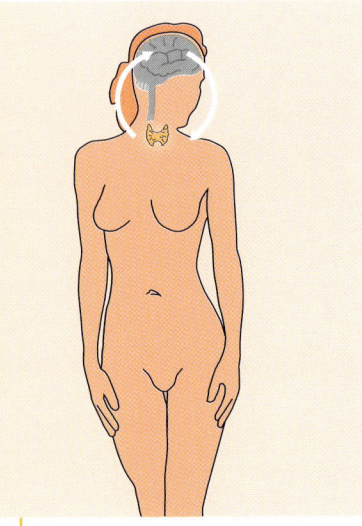

Das Gehirn steuert die Produktion der Schilddrüsenhormone. Der Hormonspiegel im Blut gibt an, ob die Produktion gesteigert oder gedrosselt werden soll.

degewebigen Kapsel umgeben, die es fest mit der Luftröhre verbindet und von der aus gefäß- und nervenführende Gewebestränge ins Innere der Drüse führen. Für eine gute Durchblutung sorgt eine große Anzahl von Blutgefäßen, so dass in nur 90 Minuten das gesamte Blutvolumen des menschlichen Körpers die Schilddrüse durchströmt.

Die Aufgabe dieses Organs ist es, jodhaltige Hormone aufzubauen, die einen entscheidenden Einfluss auf die Aufrechterhaltung einer ausgeglichenen Energiebilanz sowie auf die geistige und körperliche Entwicklung des Menschen haben.

Was hat nun aber die Schilddrüse mit den Wechseljahren zu tun? Die Schilddrüsenhormone werden über einen komplexen Regulationsvorgang gesteuert, an dem – wie die Sexualhormone auch – die Hirnanhangdrüse und der Hypothalamus beteiligt sind. Kommt es im Klimakterium zu hormonellen Veränderungen, kann das auch eine Steigerung der Schilddrüsenfunktion nach sich ziehen. Aufgrund der Überproduktion der Schilddrüsenhormone sind Hitzewallungen, Schweißausbrüche, Angstgefühle und Herzrasen möglich. Dabei kann das Organ auch etwas anschwellen und auf den Kehlkopf drücken. Das Räuspern und Hüsteln bei Aufregung findet hier seine Erklärung.

Den Zusammenhang zwischen Klimakterium und Schilddrüse haben bereits die Ärzte im alten Griechenland beobachtet. Ihre Deutung war folgende: der Kloß im Hals ist die Gebärmutter, die nun – nicht mehr von Nutzen – dorthin aufgestiegen sei. „Globus hystericus" (von Hystera = Gebärmutter) nannten sie das Phänomen. Wobei der Globus hystericus auch bei uns heute noch ein Krankheitsbild der Schilddrüse ausdrückt.

Ob die genannten Symptome tatsächlich auf eine Funktionssteigerung der Schilddrüse hinweisen, kann mithilfe einer Blutuntersuchung, bei der die Konzentration der Schilddrüsenhormone bestimmt wird, festgestellt werden.

1.5 Die Psyche – Mimose oder Fels in der Brandung?

Bei vielen Frauen ändern sich zu Beginn der Wechseljahre auch die Familienverhältnisse. Die Kinder sind erwachsen und verlassen das heimische Nest. Frauen, die nicht im Berufsleben stehen und ihren Schwerpunkt in der Versorgung der Familie gefunden haben, geraten durch diese doch sehr einschneidenden Ereignisse leicht aus dem seelischen Gleichgewicht. Auch ist der Eintritt von Krankheit oder Tod der Eltern zu diesem Zeitpunkt nicht selten. Kriselt es dazu auch noch in der Ehe, ist das Maß voll und Reizbarkeit, Wut und Aggression, nervöse Erschöpfung und sogar Depressionen können sich einstellen. Diese psychische Instabilität begünstigt wiederum körperliche Beschwerden.

Das alles erfordert eine Neuorientierung, bietet aber auch die Chance, Neues für sich zu entdecken und Schwerpunkte

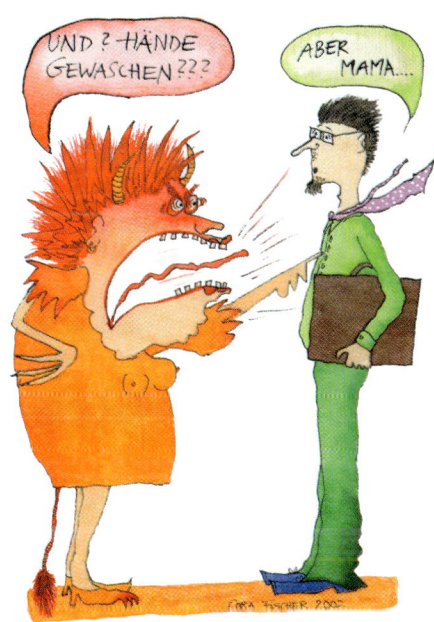

zu setzen, die den eigenen Kräften entsprechen und die Seele wieder ins Lot bringen. Ich glaube daran und habe es selbst erfahren, dass die hormonellen Veränderungen während der Wechseljahre auch im Denken und Fühlen etwas bewirken. Der Blick für Ungerechtigkeiten und unfaire Lastenverteilung wird geschärft und es reift eine Art Weisheit und der Mut, diese auch zu formulieren. Dieses Aussprechen von Problemen und Abklären von längst überfälligen, unguten Zuständen sind ein starkes Ventil und tun der Seele gut. Ich hoffe, dass auch Sie Ihr Ventil zur rechten Zeit finden werden.

Immer wieder beobachte ich, dass Frauen gerade in der Zeit der Wechseljahre wirklich durch eine tiefe Krise gehen müssen. Damit meine ich nicht nur einfach schwierige Zeiten, Misserfolge oder leichte Fehlschläge. Es ist oftmals eine tief gehende Erschütterung, die alles infrage stellt, was das Leben bis dahin ausgemacht hat. Durch tragische Ereignisse findet eine Auflösung der bisherigen Beständigkeit statt und das wirft uns aus der Bahn. Dann stehen wir an dem Punkt, wo wir uns fragen müssen: Bewältige ich jetzt diese Situation oder lasse ich mich von ihr überwältigen. Ich selbst musste im Alter von 45 Jahren durch dieses Tal gehen und weiß deshalb, wovon ich rede. Manchmal braucht es viel Zeit, bis man wieder mit dem Leben einverstanden ist. Aber man kann es schaffen mit Hilfe von Gesprächen, einschlägiger Literatur und weil es immer Menschen gibt, für die wir Verantwortung tragen und die auf uns bauen.

Wechseljahre: Hormonumschwung und Midlife-Crisis treffen aufeinander.

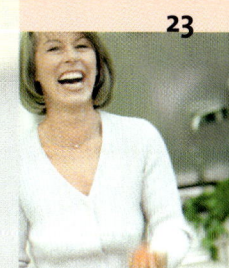

2 | Fit durch die Wechseljahre

Zu einer ganzheitlichen, natürlichen Medizin gehören nicht nur homöopathische oder pflanzliche Heilmittel. Wer gesund und fit sein will, muss auch einen Blick auf die eigenen Lebensgewohnheiten richten. Doch keine Angst, nicht die Askese ist gefragt. Zu einem gesunden Lebensstil gehören Dinge, die Spaß machen: eine gesunde Ernährung, Sexualität und viel Bewegung.

2.1 | Gesunde Ernährung – wichtiger denn je

Im Zusammenspiel von Körper und Geist spielt die Ernährung eine nicht unbeträchtliche Rolle. Je älter der Mensch wird, umso wichtiger wird es, sich ausgewogen zu ernähren. Denn wenn der Körper in seinen jüngeren Jahren viele ernährungsbedingte Fehler ausgleichen konnte, lässt diese Kraft mehr und mehr nach. Sie können mit den Belastungen in den Wechseljahren einfach besser fertig werden, wenn die Ernährung stimmt.

Was ist nun aber eine gesunde Ernährung? Sich gesund zu ernähren beinhaltet eine möglichst naturbelassene, unbehandelte, nicht industriell verarbeitete Nahrung. Frische Lebensmittel haben einen höheren Gehalt an Vitaminen und Mineralstoffen. Zudem gelangen Konservierungsstoffe, Farbstoffe, Bindemittel, versteckte Salze und Zucker über Konserven und Fertigprodukte in unseren Körper.

Diese Stoffe hinterlassen giftige Stoffwechselprodukte, die nun von der Leber entgiftet und dann über die Niere, die Lunge, den Darm und über die Haut ausgeschieden werden müssen. Sind die Organe überlastet, können diese Stoffe den Körper nicht verlassen und werden in den Gefäßen, den Gelenken, den Schleimhäuten und im Fettgewebe der Haut abgelagert. Aus diesen Verschlackungen resultieren dann die entsprechenden Erkrankungen.

Eine gesunde, ausgewogene Ernährung in der Zeit der Wechseljahre und auch für die Zeit danach besitzt zwei Hauptkomponenten:

Mehr Abwechslung in der Küche: Gesund essen und Neues ausprobieren.

▶ **HOCHWERTIGES EIWEISS** aus magerem Fleisch, Fisch, Milchprodukten (soweit sie vertragen werden), Sojaprodukten, Getreide und Hülsenfrüchten,

▶ **LANGKETTIGE KOHLEHYDRATE** aus Gemüse, Obst und Vollkornprodukten. Sie werden langsamer verdaut und belasten daher nicht den Stoffwechsel.

An Bedeutung gewinnt der Mineralstoff Kalzium, da vor allem dieses Mineral bei Fehlernährung aus den Knochen abgebaut wird. Für die Zeit der Wechseljahre liegt der Bedarf bei 1 000 – 1 500 Milligramm täglich.

Besonders gefordert wird die Leber in der Zeit der Wechseljahre. Ist die Leber in ihrer Funktionsweise gestört, kann sich das durch Kopfschmerzen und Verstopfung bemerkbar machen. Mit Bitterstoffen in Löwenzahn, Endivien oder Radiccio-Salaten werden die Verdauungssäfte und die Lebertätigkeit angeregt. Auch Avocados, Spargel, Rote Beete, Pampelmusen und Artischocken unterstützen die Leber und damit die Entgiftung des Körpers.

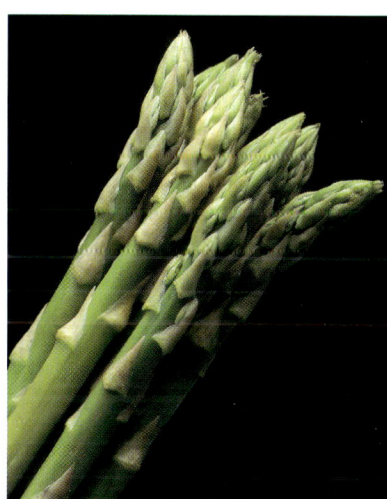

Spargel regt die Leberfunktion an und entgiften den Körper.

Ein ganz wichtiger Faktor ist die Trinkmenge. Zwei bis drei Liter pro Tag sind zu empfehlen. Kaffee und schwarzer Tee werden der Trinkmenge nicht zugerechnet, weil sie den Körper entwässern. Zu diesen Getränken sollte stets die gleiche Menge Wasser getrunken werden. Am Besten ist die Flüssigkeitszufuhr aus natrium armen Mineralwassern, Kräutertees und ungezuckerten, verdünnten Obstsäften. Obstsäfte sollten mit Wasser gemischt werden, damit die enthaltene Säure verdünnt wird.

Ungesättigte Fettsäuren und Vitamin E sind an der Bildung der Geschlechtshormone beteiligt. Somit sind sie im Klimakterium besonders wichtig. Der Bedarf an diesen Stoffen kann mit

Antioxidanzien schützen die Zellen vor freien Radikalen.

zwei Esslöffeln Weizenkeimöl pro Tag gedeckt werden. Die Vitamine A, E und C, Selen und Pflanzenstoffe wie das Beta-Karotin oder das Lycopin gehören zu den Antioxidantien, die im höheren Lebensalter an Bedeutung gewinnen. Sie helfen, die schädlichen Stoffwechselprodukte zu neutralisieren. Den Cholesterinspiegel halten Sie zum Beispiel mit Omega-3-Fettsäuren auf normalem Niveau. Ein leicht erhöhter Wert ist während der Wechseljahre allerdings normal.

Eine zentrale Rolle im Knochenstoffwechsel spielt das Vitamin D. Vitamin D hat eine Sonderstellung unter den Vitaminen, denn mit der Nahrung nehmen wir in der Regel nur die Vorstufe auf, das so genannte Provitamin D. Das Vitamin D selbst entsteht erst im Körper und zwar in der Haut unter dem Einfluss von Sonnenlicht. Der tägliche Bedarf liegt bei 200 – 400 IE pro Tag. Durch einen kleinen Spaziergang kann der Bedarf im Sommer gedeckt werden. Im Winter helfen zwei Fischmahlzeiten wöchentlich. Auch Milchprodukte, Eier und Champignons enthalten Vitamin D.

Vermeiden sollten Sie

▶ ZU VIEL FLEISCH. Mehrmals pro Woche fettes Fleisch und Wurst erhöht den Cholesterinspiegel durch die enthaltenen tierischen Fette und der Körper übersäuert.

▶ ZU VIEL SALZ. Salz beeinflusst den Knochenstoffwechsel indem es Kalzium bindet, welches dann für den Knochen-stoffwechsel nicht mehr verfügbar ist. Salzen Sie grundsätz-lich mäßig. Bekommen Sie jedoch Heißhunger nach Salzigem, kann es sein, dass Ihr Körper es im Moment benötigt. In der Situation sollten Sie es ihm dann auch zuführen.

▶ ZUCKER UND WEISSES MEHL. Auch sie säuern das Blut, holen Kalzium aus den Knochen und wirken dadurch negativ auf den Stoffwechsel. Aber: ist die Ernährung ansonsten ausgeglichen, sind auch Zucker und weißes Mehl, in Maßen genossen, kein Problem.

▶ **PHOSPHATHALTIGE LEBENSMITTEL.** Das sind Fertiggerichte, Schmelzkäse, Wurstkonserven und Colagetränke. Phosphate behindern die Kalziumaufnahme über den Darm und auch die Mineralisation der Knochen. Da Kinder und Jugendliche heutzutage sehr viel Cola konsumieren, können wir wohl davon ausgehen, dass sie bald die Knochenkrankheiten, unter denen früher die Großeltern zu leiden hatten, schon sehr viel früher erfahren werden.

▶ **ZU VIEL KAFFEE.** Zu viel Kaffee führt zur Übersäuerung. Mehr als drei Tassen pro Tag sind daher nicht zu empfehlen. Da Kaffee entwässernd wirkt, gilt für das Trinkverhalten das Motto: eine Tasse Kaffee, ein Glas Wasser!

▶ **ZU VIEL ALKOHOL.** Zwei Gläser Wein am Tag ist in Ordnung. Größere Mengen belasten den Organismus stark.

▶ **ZU VIELE KALORIEN.** Im Alter von 50 Jahren bewegt sich der Kalorienbedarf um 1 900 Kilokalorien pro Tag. Kochbücher mit Kalorientabellen, mit denen eine gute Orientierung möglich ist, sind im Handel in großer Auswahl erhältlich.

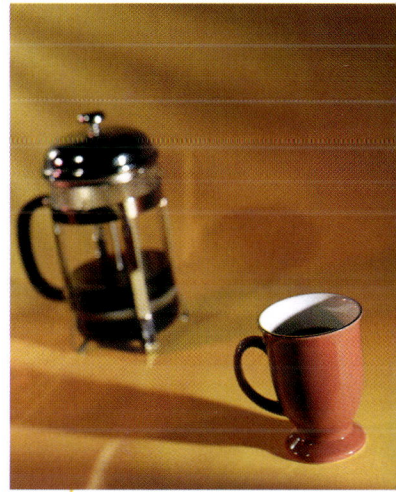

Alltagsdroge Koffein: Nicht mehr als drei tassen Kaffee am Tag trinken!

2.2 | # Nahrungsergänzung – gut oder schlecht?

Über Sinn und Unsinn von Vitamin- und Mineralpräparaten wird sehr unterschiedlich diskutiert. Natürlich ist es wünschenswert, dass alle notwendigen Nährstoffe durch eine gesunde und ausgewogene Ernährung aufgenommen werden. Untersuchungen zeigen aber, dass das eben nicht die Regel ist. Die Ursachen dafür liegen zum Teil in den mineralstoff- und vitaminverarmten Nahrungsmitteln der heutigen Zeit, aber auch in der individuellen Lebensgestaltung.

▶ **FRAUEN NACH DER MENOPAUSE** nehmen oft nicht genügend Eisen mit der Nahrung auf.

▶ **STRENGE VEGETARIER,** die keinerlei tierische Produkte essen, weisen häufig einen Mangel an Zink, Vitamin B12 und Kalzium auf.

▶ **SEHR KALORIENBEWUSSTE ODER ALKOHOLABHÄNGIGE MENSCHEN** leiden im Laufe der Zeit generell unter einem Mangel an Vitaminen und Mineralstoffen.

▶ **ARME MENSCHEN** haben tendenziell auch die ärmsten Ernährungsgewohnheiten und würden daher selbstverständlich von einem Multivitaminpräparat profitieren.

Wer nicht regelmäßig Obst und Gemüse, Vollkornprodukte, fettarme Milchprodukte und kleine Portionen mageres Fleisch, Geflügel oder Fisch verspeist, bekommt möglicherweise nicht genug Folsäure, Vitamin B6 und B12. Seit einigen Jahren wird diskutiert, dass diese B-Vitamine zur Senkung des Homozysteinspiegels im Blut und somit zu einer entscheidenden Verringerung des Herzinfarktrisikos beitragen können. Homozystein ist eine Aminosäure, die im Stoffwechsel im Körper anfällt. Über biochemische Mechanismen kann es durch diese Aminosäure zu Schädigungen der Blutgefäße und dadurch zu Arteriosklerose oder Thrombosen kommen. Folsäure kann zudem auch Krebserkrankungen am Gebärmutterhals und im Darm vorbeugen.

Nicht jeder benötigt ein Multivitaminpräparat. Doch für die oben angeführten Personengruppen – immerhin mehr als

Der Gehalt von Lebensmitteln an Vitalstoffen ist in den letzten Jahrzehnten deutlich zurückgegangen.

die Hälfte der Europäer – macht die Einnahme durchaus Sinn. Informieren Sie sich in jedem Fall, bevor Sie sich für die Einnahme von Vitamin- oder Mineralpräparaten entscheiden. Es gibt eine Vielzahl von Büchern, die sich mit der Funktion von Vitaminen und Mineralien befassen, die über den täglichen Bedarf und über den Gehalt von Nahrungsmitteln informieren. Zögern Sie nicht, sich fachlichen Rat zu holen. In vielen Apotheken können Sie schließlich individuell Ihr Präparat zusammenstellen lassen.

Bei Präparaten zur Nahrungsergänzung den Rat von Arzt oder Apotheker einholen!

Aber Vorsicht: Vitamin- und Mineralpräparate sind keine Wundermittel, die eine ausgewogene und gesunde Ernährung überflüssig machen. Denn die Nahrung, besonders Früchte, Gemüse und Vollkornprodukte, versorgt uns mit Faserstoffen und zahlreichen nützlichen Pflanzenstoffen, die in keiner Pille enthalten sind.

Eine Mineralstofftherapie kann auch Schäden anrichten

Die lebenswichtigen Mineralien sind wie Mannschaftsspieler. Fehlt eins, sind auch die anderen in ihrer Funktion gestört. Wird eins im Übermaß zugeführt, verdrängt es die anderen und das physiologische Gleichgewicht ist gestört.

Wie Sie sehen, ist die Möglichkeit, Fehler zu begehen, groß. Ein therapeutisch bedingter Mehrbedarf an Mineralien ist fast immer gegeben in Zeiten, in denen mit entwässernden Präparaten, Abführmitteln, Kortikoiden (Kortison) oder Antirheumatika therapiert wird.

Ein sinnvoller Mineralkomplex sind die „Neukönigsförder Mineraltabletten". Sie enthalten alle Mineralien im physiologischen Gleichgewicht, also in jener Mengenrelation, in der sie auch in unserem Blut vorliegen sollten. Das Präparat füllt die Mineralienspeicher auf, bindet Säuren und bringt diese zur

Ausscheidung. Auch gibt es homöopathische Präparate zur Regulierung des Mineralhaushaltes, wie beispielsweise Molybdän compositum. Zum Thema Mineralien siehe Literaturhinweis im Anhang.

2.3 | Milch – Muntermacher oder Krankheitsursache?

Was ist dran an dem wohl bekanntesten Fernsehwerbespruch „Milch macht müde Männer munter"? Lange Zeit wurde Milch als ein perfektes Nahrungsmittel angesehen. Tatsächlich ist Milch auch sehr nahrhaft. In der letzten Zeit häufen sich jedoch Stimmen, die von dem Verzehr von Milch generell abraten.

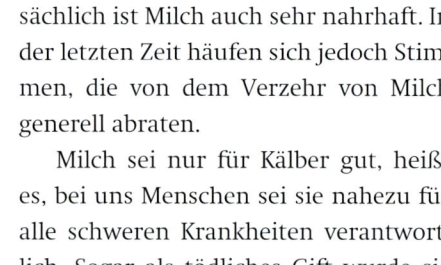

Milch sei nur für Kälber gut, heißt es, bei uns Menschen sei sie nahezu für alle schweren Krankheiten verantwortlich. Sogar als tödliches Gift wurde sie schon bezeichnet. Tatsächlich sind viele Bedenken gegen Milch aber inzwischen widerlegt worden.

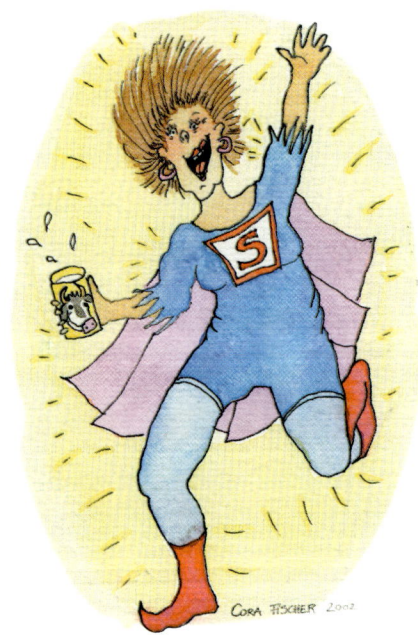

Cora Fischer 2002

Wer viel Milch und Käse konsumiert, erhöht über den Fettgehalt der Milch wahrscheinlich den **CHOLESTERINSPIEGEL**. Das trifft aber auch für andere Lebensmittel zu, die reich an gesättigten Fettsäuren und Cholesterin sind. Um diesem Problem auszuweichen, kann man auf fettfreie oder fettreduzierte Milchprodukte zurückgreifen. Es gibt sogar Hinweise, dass Milch Substanzen enthält, die zur Senkung des Cholesterinspiegels beitragen, auch wenn dieser Effekt wohl eher bei fettreduzierter Milch zum Tragen kommt. Da Milch reich an Kalzium und Magnesium ist, kann sie zudem das Bluthochdruck-Risiko verhindern. Einen negativen Effekt von Milch auf das Herz-Kreislauf-System kann man damit ausschließen.

Auch zum Thema **KREBS** finden sich Kritiker der Milch. Es gibt Studien, die darauf hindeuten, dass es eine Beziehung zwischen Milchzucker oder der verwandten Zuckerart Galaktose und Eierstockkrebs gibt. Andere Studien konnten dies nicht bestätigen. Im Gegenteil: Eine neue Untersuchung zeigte, dass Frauen mit Eierstockkrebs nicht mehr, sondern eher weniger Milchprodukte zu sich genommen hatten.

Generell kann zu viel Fett das Risiko von Lungen-, Prostata- und Kolonkrebs (Darmkrebs) erhöhen. Daher ist nicht die Milch an sich das Problem, sondern ihr Fettgehalt. Für fettarme Milch wurde festgestellt, dass sie das Risiko von Lungen- und Kolonkrebs sogar verringert.

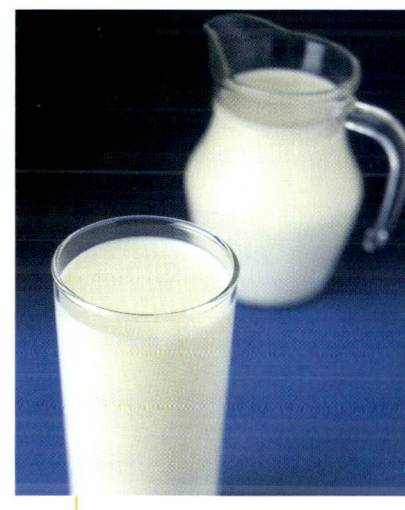

Auch im Zusammenhang mit **DIABETES MELLITUS BEI KINDERN** war die Milch in Verruf geraten. Finnische Wissenschaftler hatten diesen Zusammenhang bei Kindern, die bereits eine genetische Veranlagung für Diabetes haben, gefunden. Dieser Verdacht ist danach nie wissenschaftlich bestätigt worden und kein namhafter Wissenschaftler rät davon ab, Kindern Milchprodukte zu geben.

Schließlich bewegt die Frage, ob Milch gegen **OSTEOPOROSE** hilft, die Gemüter. Immer wieder werden Stimmen laut, dass Kalzium

Milch: Wer sie mag und gut verträgt, darf sie genießen.

pflanzlicher Herkunft für die Vorbeugung vor Osteoporose vorzuziehen sei. Gestützt werden solche Behauptungen durch Vergleiche mit Ländern wie China, in denen die Rate der Osteoporosekranken gering ist. Traditionell stehen Milchprodukte nicht oder weniger auf asiatischen Speiseplänen. Kalzium wird überwiegend aus grünen Pflanzen bezogen.

Milch enthält viel hochwertiges Eiweiß, Kalzium und Magnesium.

Viel Kalzium, am besten bereits im frühen Erwachsenenalter, kräftigt die Knochen. Ob Milch ein geeigneter Kalziumlieferant ist, darüber wird gestritten. Milchprodukte sind sehr reich an Eiweiß und Eiweiß begünstigt die Kalziumausscheidung mit dem Urin. Das Kalzium stammt letztlich aus den Knochen, so dass sich die Knochendichte verringern könnte. Andererseits wird mit der Milch gleichzeitig viel Kalzium zugeführt, so dass dieser Effekt vermutlich wieder ausgeglichen wird.

Wer also Milch mag und sie verträgt, hat keinen Grund, darauf zu verzichten. Milch ist ein erstklassiger Lieferant wichtiger Nährstoffe. Durchaus positive Effekte für das Herz-Kreislauf-System, zur Vorbeugung gegen Krebserkrankungen und zur Stärkung der Knochen wurden nachgewiesen.

Nun stellt sich die Frage, was tun die Menschen, die unter einer Milchunverträglichkeit leiden? Wer sich kalziumreich ernährt mit Obst, Gemüse, Quark, Joghurt oder Sojaprodukten, kann durchaus auch auf Milch verzichten und trotzdem gesund leben.

2.4 | Übersäuerung – Ursache vieler Krankheiten

Viele ganzheitlich arbeitenden Therapeuten sehen die Übersäuerung als eine der Hauptursachen der typischen Zivilisationskrankheiten, deren Entstehen schulmedizinisch weitgehend ungeklärt ist.

Damit unser Stoffwechsel einwandfrei funktionieren kann, müssen Säuren und Basen in einem bestimmten Verhältnis vorhanden sein. Besonders Leber, Galle, Bauchspeicheldrüse und der Darm sind auf ein basisches Milieu angewiesen.

Gemeint ist hier nicht die Magensäure. Sie entsteht grundsätzlich bei der Verdauung und verursacht ein saures Milieu im Magen. Das ist gut und notwendig, da die Verdauungsenzyme des Magens sonst nicht arbeiten können. Wenn von Übersäuerung die Rede ist, ist der Säure-Basen-Status im Bindegewebe gemeint.

Wie kommt es zur Übersäuerung?

Viele Lebens- und Genussmittel erzeugen saure Reaktionen im Körper. Bei der Verstoffwechslung von Zucker beispielsweise entsteht Essigsäure. Ein saures Milieu im Darm kann unter anderem Blähungen verursachen. Die entstehenden Gase verbinden sich mit den Körperflüssigkeiten zu organischen und anorganischen Säuren. Diese Säuren verursachen die Bildung von Salzen, die sich als Schlacken im Bindegewebe ablagern. So können bei häufigem Genuss Kettenreaktionen in Gang gesetzt werden.

Aber Säuren entstehen nicht nur aus der Nahrung. Wenn dazu noch Stress, Unruhe, Angst, Trauer oder Ärger hinzukommen, mündet alles zusammen in

MÖGLICHE FOLGEN DER ÜBERSÄUERUNG

- ▶ Bluthochdruck
- ▶ Schlafstörungen
- ▶ Magenbeschwerden
- ▶ Kopfschmerzen
- ▶ rheumatische Beschwerden
- ▶ Karies
- ▶ Hautreaktionen
- ▶ Müdigkeit, Abgeschlagenheit
- ▶ allgemeines Unwohlsein
- ▶ innere Unruhe
- ▶ Konzentrationsschwäche

die sauren Reaktionen des Körpers. Unser Körper weiß sich nun zu wehren. Um das Blut, unseren Lebenssaft, im lebensnotwendigen basischen Bereich von pH 7,35 – 7,45 zu halten, setzt er eine Selbsthilfemaßnahme in Gang: Er zieht Mineralstoffe und Spurenelemente aus unseren Depots ab. Das sind vor allem die Knochen, Zähne und die Haare. Die Folgen sind somit auch Schädigung der Knochen, Zahnerkrankungen und Haarausfall. Bei ungesunder Lebensweise werden immer wieder Mineralien benötigt, um die Säuren zu neutralisieren, die sich im Bindegewebe befinden. Das verschlackte Gewebe kann zu Mangelerscheinungen führen. Die können sich zum Beispiel äußern in Müdigkeit, Abgeschlagenheit, zu niedrigem Blutdruck, Schlafstörungen, Karies, Kopfschmerzen, Hautreaktionen, Konzentrationsschwäche, Unwohlsein und nachfolgend im schlimmsten Fall Diabetes oder Osteoporose. Zudem hat sich gezeigt, dass homöopathische Arzneimittel nicht oder nicht so gut wirken, wenn der Körper übersäuert ist.

Ganz akute Säureattacken zeigen sich oft in folgenden Symptomen: Sodbrennen, Migräne, Muskelkrämpfe, Rheumaschub oder Gehörsturz.

Immer wieder müssen wir uns klar machen, dass unsere Ernährung ein außerordentlich wichtiger Faktor in Bezug auf unsere Gesundheit ist. Sie sollte viel Obst und frisches Gemüse enthalten, denn das sind tendenziell Basenbildner. Auch Kartoffeln sind

DER KÖRPER REAGIERT SAUER AUF:

Nahrungsmittel

▶ Süßigkeiten, gesüßte Getränke
▶ Weißmehlprodukte
▶ zu viel Fett
▶ Fleisch allgemein, speziell Schweinefleisch
▶ Kaffee, schwarzer Tee
▶ kohlensaures Mineralwasser
▶ Colagetränke
▶ Wein

Lebensweise

▶ Stress, Angst, Ärger
▶ körperliche Überanstrengung
▶ Rauchen
▶ Umweltgifte
▶ Arzneimittel

empfehlenswert. Auf was der Organismus sauer reagiert, können Sie der nebenstehenden Tabelle entnehmen.

Die Wechseljahre oder auch die Zeit danach sind eine Zeit, in der die Auswirkungen einer Übersäuerung zu Tage treten können. Das muss aber nicht unbedingt etwas mit dem „Wechsel" zu tun haben. Vielmehr hat der Körper jahrelang die Ernährungsfehler kompensiert. Doch wenn die Verschlackung zu sehr fortgeschritten ist, treten die Störungen auf. Das passiert häufig um das 50. Lebensjahr und wird bei Frauen leicht mit den Wechseljahren in Verbindung gebracht.

Um die Mineralspeicher aufzufüllen und die angefallenen Säuren zu eliminieren, habe ich sehr gute Erfahrungen mit den Neukönigsförder Mineraltabletten gemacht.

2.5 | Lust auf Sex und Zärtlichkeit

Es ist ein weit verbreiteter Irrtum, dass sexuelles Verlangen und sexuelle Aktivität während der Wechseljahre unweigerlich nachlassen. Vom medizinischen Standpunkt her gibt es dafür keinerlei Begründung. Sexuelle Lust zu erleben, hat nichts mit der Fähigkeit sich fortzupflanzen zu tun und ein sinkender Östrogenspiegel ebenso wenig.

Dennoch haben viele Frauen die Befürchtung, dass die Lust auf Sex mit den Wechseljahren verschwinden könnte und manche erleben das tatsächlich auch so. Dass die Libido bei manchen Frauen nach der Menopause zurückgeht, kann viele Gründe haben.

Nicht die Östrogene sind verantwortlich für sexuelles Verlangen, vielmehr spielen die Nebennierenhormone eine Rolle. Die Nebennieren aber können auf jahrelange Belastung mit einer verringerten Hormonproduktion reagieren. Darunter

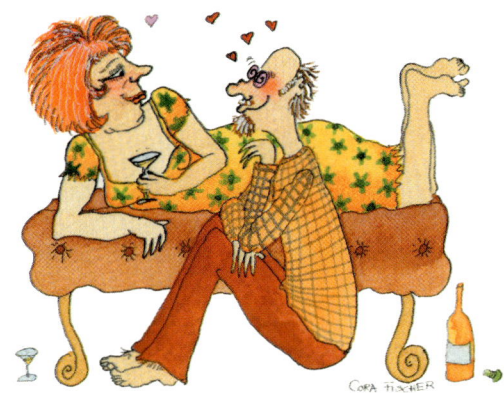

kann das Sexualleben leiden. Generell gibt es sexuell eher aktive Frauen und Frauen, bei denen Sex eher eine geringere Rolle spielt. Diese bereits bestehende Tendenz kann durch den Hormonabfall verstärkt werden.

Häufig gibt es auch nicht den richtigen Partner oder in einer Lebensgemeinschaft steht der Sex nicht mehr oben auf der Prioritätenliste und andere Themen sind dafür wichtiger geworden. Auch körperliche Beschwerden können den Spaß am Sex mindern. Manche Frauen klagen über Trockenheit der Scheidenschleimhaut und verspüren Schmerzen beim Geschlechtsverkehr. Auch beim Partner können sich Veränderungen einstellen; so bemerkt er wahrscheinlich, dass die Erregung bei ihm langsamer erfolgt.

Für andere Frauen sind die Jahre nach den Wechseljahren, nachdem die Last der Verhütung der Vergangenheit angehört, mit erhöhtem sexuellen Begehren und sexueller Aktivität verbunden.

Den veränderten Wünschen und Möglichkeiten offen begegnen.

Die Zeit während des Klimakteriums ist nun mal eine Zeit des Umbruchs. Lassen Sie sich die Freude an der Sexualität nicht nehmen und sprechen Sie mit Ihrem Partner offen über die neue Situation. Ihre Bedürfnisse und die des Partners verändern sich, das werden Sie in einem offenen Gespräch abklären können. Die Wechseljahre beinhalten die Möglichkeit, eine Zweierbeziehung aufzubauen, die sich anders darstellt als die Ungeduld der frühen Jahre. Nämlich ruhig und gelassen.

Um die Libido zu entfachen gibt es viele Wege. Diese muss jeder für sich selbst herausfinden. Sei es nun durch Berührung und Streicheleinheiten, Kommunikation, mit Musik und Gerüchen für gute Stimmung sorgen, die Romantik mit Blumen oder einem Restaurantbesuch wiederbeleben oder ähnliches. Auch alternative Heilmittel oder Hormone können gezielt eingesetzt werden.

2.6 Noch nicht passé: Thema Verhütung

Bis zu dem Zeitpunkt, an dem die letzte Blutung ein Jahr zurückliegt, besteht für jede Frau die Möglichkeit, schwanger zu werden. Obwohl die Wahrscheinlichkeit einer Schwangerschaft zwischen dem 45. und 55. Lebensjahr sehr gering ist, ist die Verhütungsfrage immer noch aktuell.

Da die gesundheitlichen Risiken für Venenthrombosen und Schlaganfälle in den Wechseljahren steigen, ist die Pille nicht mehr das geeignete Mittel zur Verhütung. Die Hormonbehandlung der Wechseljahre hingegen hat keinen Verhütungseffekt. Aber auch Methoden wie die Beobachtung des Vaginalschleims, Zykluscomputer und die Messung der Morgentemperatur sind im Klimakterium nicht mehr geeignet, da sie einen regelmäßigen Zyklus voraussetzen.

Es gibt jedoch andere Methoden, die ebenso effektiv und einfach anzuwenden sind. Eine ausführliche Beratung über die Verhütungsmittel in den Wechseljahren bekommen sie in Ihrer gynäkologischen Praxis, in Frauengesundheitszentren oder bei Pro-Familia-Beratungsstellen. Es gibt inzwischen Hormonstäbchen, die für drei Jahre unter die Haut implantiert werden. Eine andere Möglichkeit ist die Sterilisation. Dabei werden die Eileiter operativ unterbrochen. Das ist dann end-

Auch nach der letzten Blutung kann es theoretisch noch einmal zum Eisprung kommen.

gültig und kaum rückgängig zu machen. Informieren Sie sich auch über Hormonspiralen, Kondome, Portiokappen und Diaphragmen, um die für Sie am besten geeignete Verhütungsmethode herauszufinden.

2.7 | Bleiben Sie in Bewegung

Die meisten Menschen – auch junge Menschen! – bewegen sich viel zu wenig. Bürojobs und der Sieg der Bequemlichkeit über die Vernunft lassen uns rasten und rosten. Dabei ist Sport nicht nur gut für die Figur, auch die Gesundheit profitiert davon.

So kann das Risiko für eine postklimakterische Osteoporose durch regelmäßige und ausreichende körperliche Bewegung gemindert werden. Durch Beanspruchung der Muskeln entsteht ein Aufbaureiz und der Einbau von Kalzium in die Knochen wird angeregt. Durch gezielte Gymnastik, welche die Muskeln beansprucht, kann in jedem Alter Knochensubstanz wieder aufgebaut werden. Das haben Untersuchungen bewiesen.

Nicht zu unterschätzen ist die Wirkung von sportlichen Aktivitäten auf das Gemüt; davon wissen Langstreckenläufer zu berichten. Sie erleben eine Art Rauschzustand, „Runner`s High", mit scheinbar unerschöpflicher Energie. Mitte der 70er Jahre entdeckten Wissenschaftler opiumartige Stoffe, die im menschlichen Gehirn selbst gebildet werden. Es gibt drei Gruppen: Enzephaline, Dynorphine und Endorphine. Besonders die Endorphine sind verantwortlich für die euphorisierenden, ausgleichen-

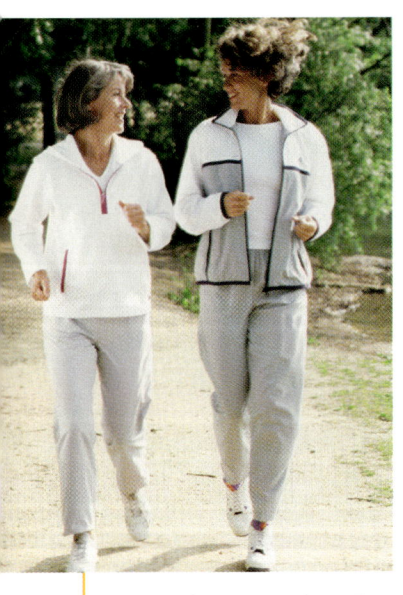

Sport: gut für Körper und Gemüt.

den „Nebenwirkungen" des Sports. Es sind die so genannten Glückshormone. Sie können sogar schmerzlindernd wirken. Aber die massive Ausschüttung von Endorphinen birgt auch Gefahren. Es hat Läufer gegeben, die aufgrund der schmerzlindernden Wirkung der Hormone sich anbahnende Herzattacken zu spät oder gar nicht bemerkt haben. Beim üblichen Freizeitsport besteht diese Gefahr in der Regel nicht. Dennoch sollte, auch im Hinblick auf das Verletzungsrisiko, das richtige Maß gefunden werden.

Wer nicht mehr gut beweglich ist, kann bereits mit regelmäßigem Radfahren, Spazierengehen oder sogar mit Singen seine Knochen unterstützen. Wichtig ist dabei die Regelmäßigkeit. Bewegung fördert die Durchblutung aller Organe einschließlich des Gehirns und sorgt so für bessere Verteilung von Sauerstoff und Nährstoffen.

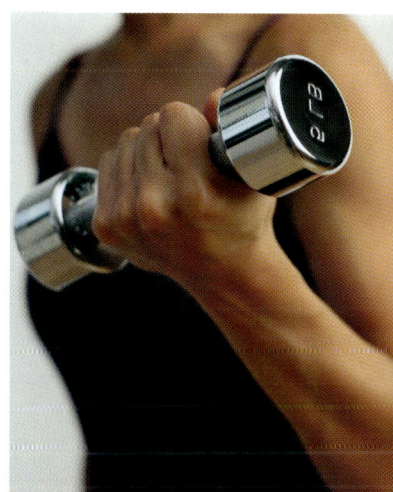

Wer die Muskeln trainiert, kräftigt gleichzeitig die Knochen.

In Fitnesscentern besteht die Möglichkeit, unter fachlicher Aufsicht ein individuelles Trainingsprogramm aufzubauen. Dort können Sie auch soziale Kontakte pflegen mit Gleichgesinnten, die Spaß an der Bewegung haben. Auch Sportvereine und Volkshochschulen bieten ein breit gefächertes Programmen für Geübte wie für nicht Geübte.

2.8 Anti-Aging: Jung bleiben oder älter werden?

Was macht uns alt, was hält uns jung? Mit dieser Frage beschäftigen sich Menschen seit jeher. Anti-Aging heißt die

Suche nach dem Jungbrunnen heute und die Methoden sind teils altbekannt, teils neu – aber auch wenig erforscht.

Dass wir älter werden und irgendwann sterben, ist eine biologische Tatsache. Uns Menschen ist genetisch ein bestimmtes Höchstalter vorgegeben: Es liegt bei etwa 120 Jahren.

Ob wir überhaupt so alt werden und auf welche Weise, ist wiederum von drei Faktoren abhängig: Von der genetischen Veranlagung, von unserer Lebensweise und unserer Lebenseinstellung. Eine genetische Veranlagung zu bestimmten Krankheiten können wir nicht verändern. Wohl aber können wir unsere Lebensweise und unsere Lebenseinstellung positiv beeinflussen.

Wichtig ist laut Anti-Aging-Medizin eine gesunde Ernährung mit viel Vitamin C und E als Antioxidanzien. Sie helfen, die Reparaturmechanismen des Körpers aufrechtzuerhalten und ein vorzeitiges Altern zu verhindern. Ein konsequenter Verzicht auf Nikotin ist unerlässlich. Alkohol nur in Maßen! Übergewicht muss abgebaut werden. Und schließlich: genügend Bewegung ist das A und O.

All diese Maßnahmen sind sinnvoll, auch wenn sie lange vor der Erfindung des Begriffs Anti-Aging bereits bekannt waren. Doch Anti-Aging hat auch eine neue Hormonwelle zu uns getragen. Hormone, die das Altern aufhalten sollen. Alle diese Substanzen haben gemein, dass sie vom Körper selbst produziert werden, die Produktion mit den Jahren jedoch zurückgeht.

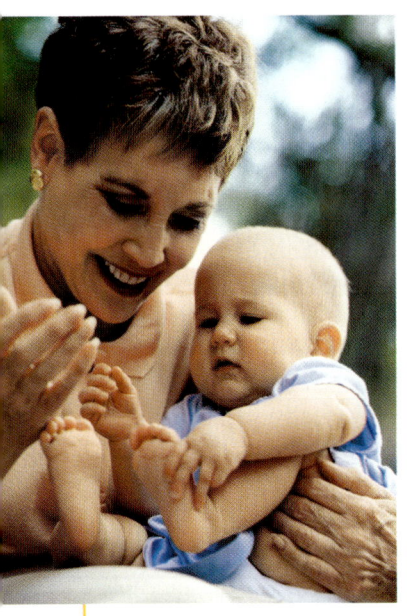

Es bleibt dabei: Wir werden älter.

Die Anti-Aging-Hormone sind derzeit noch zu wenig erforscht, als dass sich gesicherte

Aussagen über ihre Wirkung auf den Körper treffen ließen. Zudem existieren keine Langzeitstudien, so dass die Risiken schwer abzuschätzen sind. Auch über die richtige Dosierung der Hormone ist noch nicht genug bekannt. Sehen wir uns die angeblichen Wundermittel einmal näher an:

TESTOSTERON: Die Testosteronproduktion nimmt im Alter sowohl beim Mann als auch bei der Frau ab. Allgemein wird ein hoher Testosteronspiegel mit Potenz, Stärke und Vitalität in Zusammenhang gebracht. Muskelmasse und Muskelkraft können tatsächlich durch Einnahme von Testosteron zunehmen, das Fett verringert sich und die Knochendichte steigt an. Libido und Potenz können nur dann gestärkt werden, wenn ein Testosteronmangel besteht. Liegen andere Ursachen vor, ist Testosteron wirkungslos. Nebenwirkungen wie ein erhöhtes Prostatakrebsrisiko beim Mann, Leberschäden und ein erhöhtes Herzinfarktrisiko sprechen gegen die Therapie.

DHEA: Auch dies ist eine gepriesene Substanz und gilt als das Verjüngungsmittel schlechthin. DHEA (Dehydroepiandrosteron) ist eine Vorstufe unserer Geschlechtshormone. Unser Körper kann es in andere Hormone (z.B. in Androgene oder Östrogene) umwandeln. Bodybuildern wird DHEA für körperliche und geistige Fitness empfohlen. Außerdem soll die Bildung von Stresshormonen durch die Gabe der Substanz unterdrückt werden. Jedoch: Bisher konnte ein positiver Effekt auf die Stimmung, das Sexualleben, den Knochenstoffwechsel oder die körperliche Leistungsfähigkeit wissenschaftlich nicht nachgewiesen werden. Vor Einnahme von DHEA als Anti-Aging-Mittel wird daher eindrücklich gewarnt. DHEA ist in Europa zur Therapie nicht zugelassen ist.

MELATONIN: Dieses Hormon reguliert den Schlaf-Wach-Rhythmus des Menschen. Oft wird es als Mittel gegen den Jetlag eingesetzt. Es soll das Immunsystem stärken, zerstöreri-

Über Risiken und Nebenwirkungen der Anti-Aging-Hormone ist noch zu wenig bekannt.

sche freie Radikale im Körper abfangen und damit die Zellen schützen. Jedoch: Es liegen bisher keinerlei sichere Daten vor, die für eine Anti-Aging-Wirkung des Melatonins sprechen. Im Tierversuch zeigte sich ein erhöhtes Krebsrisiko.

SOMATROPIN: Dieses Wachstumshormon steigert die Muskelmasse und die Elastizität der Haut im Alter. Jedoch: Auch hier fehlen Langzeitstudien zu dieser Substanz. Bei Mäusen kam es im Tierversuch zu Nierenschäden und frühem Herz-Lungen-Versagen. Bisherige wissenschaftliche Untersuchungen lassen vermuten, dass das Wachstumshormon bei älteren Menschen schlafende Tumore weckt. Überwiegend wird Somatropin im Schlaf gebildet. Daher ist es sicher besser, für ausreichenden Schlaf zu sorgen.

RELAXIN: Dieses Schwangerschaftshormon soll die allgemeine Vitalität und damit die Lebensfreude und die sexuelle Lust stärken, Faltenbildung verzögern und das Bindegewebe stabilisieren. Jedoch: Solide Daten stehen auch hier noch aus.

ÖSTROGENE und **GESTAGENE** werden ebenfalls eingesetzt (vgl. Kapitel 3).

Fazit: Mit dem Schlucken von Pillen ist das Altern noch nicht aufzuhalten. Halten wir uns an gesunde Ernährung, ausreichend Schlaf und Bewegung, sorgen für innere Ausgeglichenheit, meiden Alkohol, Nikotin und zu viel intensive Sonnenbestrahlung, haben wir eine gute Chance gesund zu altern. Müssen wir denn äußerlich jünger aussehen als wir sind?

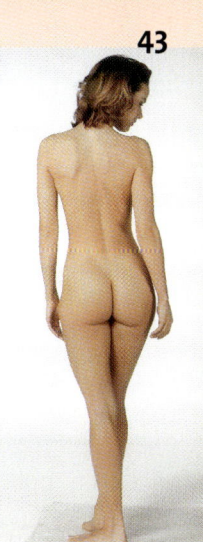

3 | Hormontherapie – Pro und Kontra

Die Entwicklung künstlicher Hormone zur Emp-fängnisverhütung und zur Behandlung von Wechseljahresbeschwerden kam einer Revolution gleich. Doch wie so oft in der modernen Medizin, gesellen sich zur Euphorie Bedenken. Wer vor der Entscheidung steht, muss daher Nutzen und Risiken sorgfältig abwägen.

3.1 | Geschichte der Hormonbehandlung

Mit dem Erscheinen des Buches „Feminine Forever" (Ewig weiblich) von Robert und Thelman Wilson begann im Jahre 1965 in den USA der Östrogenboom. Die Konstruktion der Wechseljahre als Krankheit, die Herstellung künstlicher Hormone und deren Anwendung in der Frauenheilkunde fallen zeitlich zusammen. Mit der Veröffentlichung des Buches begannen Frauen, Östrogene zu verlangen – weniger wegen ihrer Beschwerden, sondern wegen der Versprechungen für ein schöneres Sexualleben, für Gesundheit, jugendliches Aussehen, volles Haar und einiges mehr.

In die Bundesrepublik Deutschland schwappte die Östrogenwelle Ende der 60er Jahre. Es wurden viele Rezepte geschrieben, wenngleich nicht in dem Ausmaß wie in den USA. Dass die Einnahme von Östrogenen nicht ohne Risiken ist, stellte sich nach den ersten Erfahrungswerten 1975, nach zehn Jahren Verschreibung der Östrogenersatztherapie (OET), heraus.

Das Risiko, an Gebärmutterschleimhautkrebs zu erkranken, stieg um das 5- bis 15-fache. Durch die Einnahme von Östrogenen entarteten Zellen und die Gebärmutterschleimhaut baute sich übermäßig stark auf. Achtmal häufiger traten schwere Blutungen auf und sechsmal häufiger musste die Gebärmutter entfernt werden. Ausschabungen wurden fünfmal häufiger als in einer Vergleichsgruppe vorgenommen. Nun wuchs die Skepsis und die Verschreibungen gingen zurück.

Daraufhin wurde die Zusammensetzung der Wirkstoffe neu gestaltet und die Dosierung deutlich verringert. Gestagene wurden hinzugefügt, die das Abbluten der Gebärmutterschleimhaut bewirken. Auf diese Weise entstand die kombinierte Therapie. Schließlich wurde ein neuer Nutzen entdeckt, nämlich die Osteoporosevorbeugung.

Wirkstoffe und Darreichungsformen

Zur Behandlung der Wechseljahre stehen konjugierte Östrogene, natürliche Östrogene, Gestagene, vom Testosteron abgeleitete Gestagene und vom Progesteron abgeleitete Gestagene zur Verfügung. Konjugierte Östrogene sind eine Mischung verschiedener Östrogene, die in der Regel aus dem Harn trächtiger Stuten gewonnen werden. Sie werden im Körper langsamer abgebaut und sind daher besser verträglich.

Diese werden einzeln oder in Kombinationspräparaten ganz individuell in der gynäkologischen Praxis verordnet. Für die Wahl des geeigneten Präparats spielen zum Einen Art und Ausmaß der Beschwerden eine Rolle. Zum Anderen ist die Krankenvorgeschichte von Bedeutung, zum Beispiel ob die Gebärmutter entfernt wurde oder ob ein Hinweis auf ein erhöhtes Osteoporoserisiko vorliegt.

Auch für die Art der Anwendung gibt es inzwischen verschiedene Möglichkeiten: Tabletten, verschiedene Arten von Pflastern, intramuskuläre Spritzen, Gele, Spiralen, Vaginalcremes oder Zäpfchen.

Auch hier muss sehr individuell nach den Beschwerden entschieden werden, welche Form in Frage kommt. Meines Erachtens sind die Gele eine sehr gute Darreichungsform. Die notwendige Wirkstoffmenge ist erheblich niedriger, die Leber wird geschont und es ist eine bedarfsgerechte Dosierung möglich. Die Gele sollten großflächig auf Oberschenkel oder wechselweise auf Oberarm und Schulter aufgetragen werden.

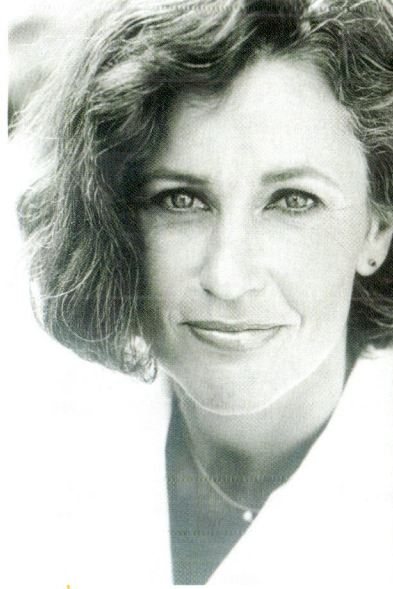

Die Entscheidung für oder gegen eine Hormonbehandlung treffen letztlich Sie selbst.

3.2 | Hormone nehmen ja oder nein?

Die folgenden Informationen zu dieser für Sie nun äußerst wichtigen Frage hat der Arbeitskreis Frauengesundheit in Medizin, Psychotherapie und Gesellschaft e.V. in Bremen (Adresse siehe Anhang) als Entscheidungshilfe veröffentlicht. Sie beinhaltet die neuesten Erkenntnisse über die gesicherten Effekte der Behandlung und ihren Risiken. Die Aussagen sind das Ergebnis vieler Studien, an denen viele Frauen teilgenommen haben. Sie zeigen, welche Effekte im Zuge einer Hormonbehandlung immer wieder auftreten.

Das sagt allerdings nichts darüber, was eine Hormonbehandlung für Sie persönlich bringen kann. Dafür brauchen Sie das offene Gespräch mit Ihrer Ärztin oder Ihrem Arzt, die Ihnen helfen, Ihre individuellen Bedürfnisse einzubeziehen. Lassen Sie sich nicht drängen. Bedenken Sie, dass die Behandlung mit naturheilkundlichen Verfahren bei vielen Beschwerden ein Versuch wert ist.

Vor der Einnahme von Hormonen sollte der Versuch mit natürlichen Mittel stehen.

Bedenken Sie auch, das jeder Entschluss zu jeder Zeit wieder verändert werden kann. Wer einmal Nein gesagt hat, kann ein halbes Jahr später Ja sagen – und umgekehrt.

Was ist gesichert bei der Anwendung von Hormonen ...

... BEI HITZEWALLUNGEN? Bei 70 Prozent der Frauen können Hormone Hitzewallungen lindern und Schlafstörungen bessern, die auftreten, weil die Wallungen die Schläferin wecken. Aber: Nicht alle Frauen haben Hitzewallungen. Hierzulande ist es nur etwa jede zweite Frau. Andere Behandlungsarten sind ähnlich effektiv.

... ZUR VORBEUGUNG VON OSTEOPOROSE? Die Hormonbehandlung kann verhindern, dass die Knochen poröser werden.

WORAN ERKENNE ICH EINEN ÖSTROGEN- ODER PROGESTERONMANGEL?

Symptome bei Progesteronmangel

Progesteronmangel herrscht meist zu Beginn der Wechseljahre.

▶ **Körperliche Symptome:** Gewichtszunahme vor der Menstruation, schmerzende Brüste, Hitzewallungen, Regelschmerzen, Kopfschmerzen, Erschöpfung.

▶ **Psychische Symptome:** aggressiv, gereizt, giftig.

Symptome bei Östrogenmangel

Östrogenmangel herrscht meist nach den Wechseljahren.

▶ **Körperliche Symptome:** tockene Haut, trockene Schleimhäute, Spüren des Eisprungs, Hitzewallungen, Blutdruckschwankungen, Durchschlafstörungen, Schmerzen in der Achselhöhle, Gewichtszunahme.

▶ **Psychische Symptome:** weinerlich, alles tragisch nehmend, eher depressiv.

Besonders das Risiko von Brüchen lässt sich damit verringern. Aber: Der Effekt besteht nur solange, wie Sie die Hormone einnehmen. Es gibt andere Vorbeugungsmöglichkeiten.

... ZUR BEHANDLUNG VON OSTEOPOROSE? Frauen, die bereits eine Osteoporose haben, hilft die Hormonbehandlung, die Knochen zu stabilisieren. Brüche werden seltener. Auch hier gibt es andere Behandlungsmöglichkeiten.

... BEI DEPRESSIVEN VERSTIMMUNGEN? Die Forschung liefert sehr unterschiedliche Ergebnisse, aber ganz sicher beeinflussen andere Faktoren das Befinden erheblich stärker als die hormonelle Situation. Aber: Bei einer wirklichen Depression bewirken Hormone nichts. Im Gegenteil, es kann gefährlich werden, auf die Hormone zu vertrauen und dabei eine wirksame Therapie zu versäumen.

... ZUR VORBEUGUNG VON HERZ-KREISLAUF-ERKRANKUNGEN? Es ist nicht bekannt, ob Frauen, die über lange Zeit Hormone einnehmen, seltener Herz-Kreislauf-Erkrankungen bekommen oder seltener daran sterben. Aber: Für Frauen, die bereits eine solche Erkrankung haben, ist es erwiesen, dass eine Hormonbehandlung eher nachteilig ist, besonders in den ersten Monaten der Einnahme. Es gibt andere präventive Maßnahmen.

... **BEI TROCKENER SCHEIDE?** Bei 80 – 90 Prozent der Frauen bessern sich die Beschwerden durch eine Hormontherapie. Dabei ist es egal, ob die Hormone geschluckt oder vaginal angewandt werden. Es genügt eine geringe Dosierung der Hormone.

... **BEI GESTÖRTER BLASENFUNKTION?** Möglicherweise treten Blasenentzündungen nicht mehr so häufig auf.

... **BEI FALTEN?** Aussagekräftige Studien fehlen. Da bei einer Hormonbehandlung die Zellen mehr Wasser enthalten, kann es sein, dass die Haut glatter wirkt. Aber: Ganz sicher wird die Haut mit zunehmendem Alter unvermeidlich faltiger. Rauchen und Sonnenbäder beschleunigen das. Hingegen glätten sich manche Falten bei Gewichtszunahme.

... **BEI FIGURPROBLEMEN?** Es ist nichts Verlässliches darüber bekannt, ob eine Hormonbehandlung aufhalten kann, was mit dem Alter unvermeidlich geschieht: Der Körper lagert mehr Fett ein, und dieses verteilt sich anders als in jüngeren Jahren. Aber: Gesichert ist, dass eine gesunde Ernährung und viel Bewegung zum Erhalt der guten Figur beitragen.

... **BEI GEDÄCHTNIS- UND KONZENTRATIONSSTÖRUNGEN?** Es gibt keinen nachweislichen Zusammenhang zwischen den Leistun-

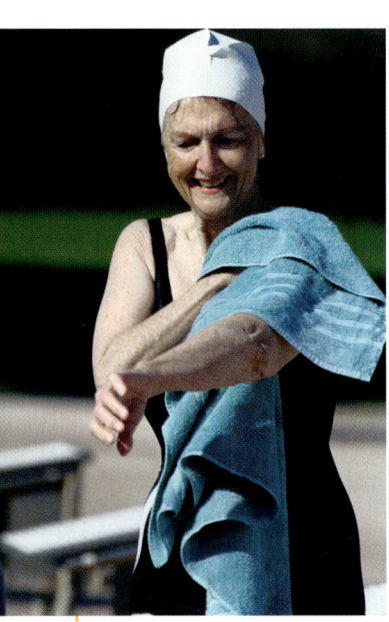

Ein positiver Effekt auf die Figur ist für Hormone nicht erwiesen, für Sport hingegen schon.

gen des Gehirns und einer Hormonbehandlung. Wenn 55-Jährige vergesslicher sind als 20-Jährige, liegt das eher am Alter als an den Hormonen.

... **BEI ALZHEIMER-KRANKHEIT?** Eine Hormonersatztherapie kann eine Alzheimer-Krankheit weder verhindern, noch hinauszögern oder verlangsamen.

... **BEI GELENKBESCHWERDEN?** Hierzu gibt es keine aussagefähigen Untersuchungen

Die heute bekannten Risiken der Hormontherapie

KREBS DER GEBÄRMUTTERSCHLEIMHAUT. Auch wenn im Zusammenhang mit den Wechseljahren oft nur von Östrogenen die Rede ist – jede Frau, deren Gebärmutter nicht entfernt worden ist, muss bei einer Hormonersatztherapie außer den Östrogenen auch Gestagene einnehmen. Sonst setzt sie sich dem Risiko aus, an Gebärmutterschleimhautkrebs zu erkranken.

BRUSTKREBS. Durch eine Hormontherapie steigt das Brustkrebsrisiko an, wie sehr, ist allerdings noch nicht bekannt. Wenn Sie Hormone nicht länger als fünf Jahre einnehmen, weil Sie damit nur die Beschwerden in der Zeit des Wechsels lindern möchten, können Sie das ohne Angst vor Brustkrebs tun. Eine deutlich längere Behandlung sollte allerdings nicht ohne triftigen Grund erfolgen.

THROMBOEMBOLIEN. Das Risiko für Thrombosen und lebensgefährliche Embolien (Gefäßverschlüsse) steigt um etwa das Dreifache.

GALLENBLASENERKRANKUNGEN. Sie treten bei der Einnahme von Östrogentabletten etwa 2,5-mal häufiger auf.

Brandneue Erkenntnisse belegen und bestätigen diese Ausführungen des Arbeitskreis Frauengesundheit. Die kombinierte Hormonersatztherapie mit Östrogen und Progesteron ist schlagartig in Frage gestellt. Eine Studie der Women`s Health Initiative (WHI) in Amerika, an der 16 608 Frauen im Alter von 50 – 79 Jahren teilnahmen, wurde vorzeitig abgebrochen. Die Frauen wurden aufgefordert, ihr Hormonmedikament abzusetzen, weil sich erschreckende Ergebnisse zeigten.

Neue Untersuchungen deuten auf ein hohes Gesundheitsrisiko bei der Hormonersatztherapie hin.

So verdoppelte sich die Zahl der Thromboembolien, das Schlaganfallrisiko stieg um 41 Prozent, das Infarkt-Risiko um 29 Prozent und die Brustkrebsrate um 26 Prozent. Allerdings konnte das Darmkrebsrisiko mit der Kombinationstherapie um 37 Prozent gesenkt werden und Knochenbrüche traten seltener auf.

Nicht einbezogen in die Untersuchungen waren Patientinnen, die kein Kombinations-, sondern ein reines Östrogenpräparat einnehmen. Ob die Ergebnisse auf diese Präparate übertragen werden können, ist unsicher. Auch wichen Dosierung und Zusammensetzung der Präparate von denen ab, die in Deutschland in der Regel verschrieben werden. Zudem waren die Probandinnen mit durchschnittlich 63 Jahren bereits in einem Alter, in dem in Deutschland die Hormontherapie beendet oder doch zumindest die Dosierung erheblich verringert wird.

Aufgrund dieser Studie muss jetzt die Nutzen-Risiko-Relation neu bewertet werden. Doch auch bei umfassender Information und guter Beratung – die Entscheidung, Hormone einzunehmen oder nicht, treffen Sie selbst. Letztlich ist der Wissensstand über die langjährige Hormonbehandlung doch immer noch zu gering, um definitiv ab- oder anraten zu können. Trotz aller Bedenken kann es Situationen oder Bedingungen geben, in denen die Einnahme von Hormonen für die einzelne Frau für einen Zeitraum sinnvoll erscheint.

4 | Medizin aus der Natur

Es gibt wirksame Hilfe aus der Natur, wenn die Wechseljahre Beschwerden verursachen. Die Homöopathie und die Pflanzenheilkunde sind bewährte Verfahren, die Sie – am besten in Abstimmung mit Ihrem Arzt oder Ihrer Ärztin – gut selbst einsetzen können.

4.1 | Klassische Homöopathie

„Similia similibus curentur" umschreibt mit drei Worten die Grundlage der homöopathischen Lehre: Ähnliches soll durch Ähnliches geheilt werden. Gründer der Homöopathie ist der Arzt und Apotheker Samuel Hahnemann. 1755 wurde er in Meißen geboren, ging 1775 nach Leipzig um dort Medizin zu studieren. Doch während seiner medizinischen Tätigkeit nach den damals gültigen Regeln wurde er zutiefst unglücklich. Die herrschende Medizin konnte ihn nicht überzeugen, fügte sie doch oft mehr Schaden zu, als dass sie wirklich zu helfen vermochte. Die Nebenwirkungen übertrafen vielfach alle Heilwirkungen. Entgegen der herrschenden Lehrmeinung stand aber für Hahnemann fest, dass ein Arzneimittel niemals und unter keinen Umständen schädigen soll und dennoch wirksam sein muss. Schließlich wandte er sich aus Gewissensgründen völlig vom Arztberuf ab und widmete sich fortan der Entwicklung von Arzneimitteln, die seinen Kriterien standhielten.

Jahrelang führte er Versuche mit den unterschiedlichsten Heilmitteln durch und erforschte ihre Wirkung sowohl an gesunden als auch an kranken Menschen – und auch an sich selbst. Auf diese Weise zeigte sich ihm eine Gesetzmäßigkeit, die man als Ähnlichkeitsregel bezeichnet: Ein Mittel, das bei einem Gesunden bestimmte Zeichen und Symptome hervorruft, heilt genau diese Symptome in bestimmten Verdünnungen beim Kranken. Homöopathie – aus dem Lateinischen: dem Leiden gleichgerichtet.

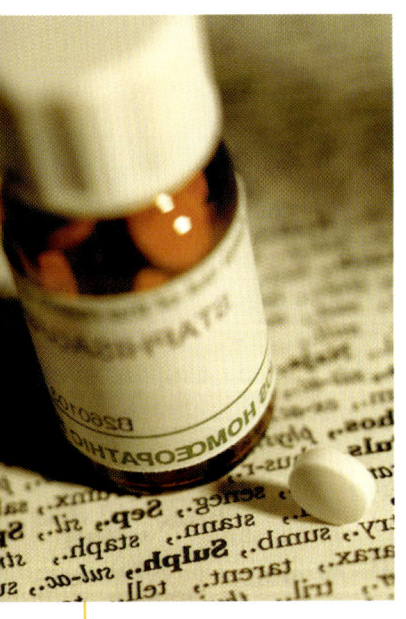

Homöopathie – kleine Dosis mit großer Wirkung.

Anhand dieser Arzneimittelversuche entwickelte Hahnemann die so genannten Arzneimittelbilder. Das sind Arzneimittelbeschreibungen, die alle Symptome beinhalten, die eine Substanz bei einem gesunden Menschen hervorruft. In hoher Verdünnung wirkt das Mittel dann als Heilmittel gegen eben diese Symptome. In besonderen Nachschlagewerken (Repertorien) sind diese Arzneimittelbilder zusammengefasst. Wird ein wirksames Mittel gesucht, so müssen die Symptome des Kranken mit den Beschreibungen der Arzneimittel verglichen werden. Stimmen sie weitgehend überein, hat man das richtige Mittel gefunden. Ein Beispiel: Zu Beginn einer Erkältung fängt oft die Nase an zu laufen, ein Fließschnupfen entwickelt sich. Das passende Mittel ist Alium cepa, die Küchenzwiebel.

Ein homöopathisches Mittel heilt diejenigen Symptome, die in hoher Dosierung hervorgerufen würden.

Doch wie ist diese Ähnlichkeitsregel zu verstehen? Homöopathische Mittel wirken, indem sie den Körper dazu anregen, sich selbst zu helfen. Das geschieht, indem sie im Körper einen zusätzlichen Reiz setzen, der in die gleiche Richtung weist, wie die Erkrankung. Im Falle des Fließschnupfens wirkt mit Alium cepa ein weiterer Reiz auf die Nasenschleimhaut. Der Körper versteht diesen Reiz als Signal, seine Abwehrmechanismen an genau dieser Stelle in Gang zu setzen. Die Selbstheilung wird somit gefördert.

Den Menschen als Ganzes im Blick

Die klassische homöopathische Therapie ist eine konstitutionelle Therapie. Darunter versteht man die Behandlung einer Krankheit unter Einbeziehung aller körperlichen und psychischen Besonderheiten des Patienten. Um das passende Mittel zu finden, werden die körperlichen Symptome sehr genau betrachtet und auch die psychische Situation wird berücksichtigt. Daher ist die Untersuchung bei einem Homöopathen zeitaufwändig und die Behandlung ist sehr individuell. Es kann sein, dass zwei Menschen, die unter derselben Krankheit leiden, unterschiedliche Mittel verordnet bekommen. Darin unterscheidet sich die Homöopathie von der Schulmedizin, bei welcher ein Mittel gegen eine bestimmte Krankheit bei allen Patienten eingesetzt wird.

Es gibt Homöopathika in Form von Tabletten, Globuli, Tropfen, Salben und Ampullen. Sie werden entsprechend den homöopathischen Herstellungstechniken der abgestuften Verdünnung, Verreibung und Verschüttelung nach dem amtlichen homöopathischen Arzneibuch (HAB) hergestellt. Ausgangsbasis sind pflanzliche, tierische, mineralische oder teilweise auch synthetische Stoffe.

Kennzeichnend für homöopathische Arzneimittel ist die so genannte Potenzierung. Dabei wird der Ausgangsstoff im Mörser zerrieben und in festgelegten Schritten verdünnt. In Deutschland sind die D-Potenzen üblich. D bedeutet, dass bei den einzelnen Schritten immer im Verhältnis 1:10 verdünnt wird. Die Zahl hinter diesem Buchstaben gibt die Anzahl der durchgeführten Verdünnungsschritte an.

Bewährte homöopathische Mittel für die Wechseljahre

Für die Wechseljahre gibt es einige klassische Frauenmittel, die einen Bezug zum weiblichen Hormonsystem haben. Diese Mittel haben sich in der Vergangenheit gut bei den jeweils beschriebenen Symptomen bewährt und können entsprechend eingesetzt werden.

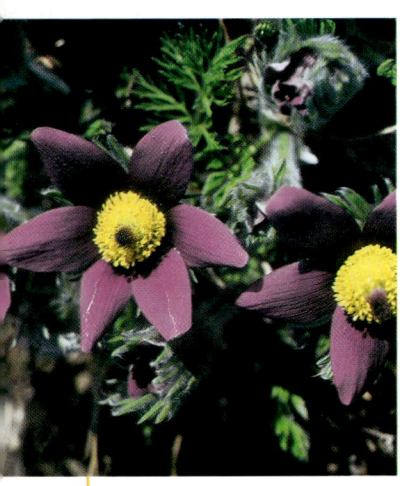

Pulsatilla pratensis,
Küchenschelle

Sie sind als eine Art Basismittel zu verstehen und werden daher bei den Beschreibungen der jeweiligen Krankheitsbilder im zweiten Teil des Buches nicht noch einmal erwähnt.

PULSATILLA (Wiesenküchenschelle) D6 – D12: hilft bei Niedergeschlagenheit, Ängstlichkeit, Hitzewallungen, Weinerlichkeit und großem Bedürfnis nach Zuwendung und Verständnis. Dosierung: 2- bis 3-mal täglich 5 Tropfen oder Globuli oder 1 Tablette.

SEPIA (Tintenfisch) D12: hilft bei Beschwerden, die aus Erschöpfung und Ausgebranntsein resultieren, Wallungen, Gebärmuttersenkung, Periodenschmerz, Kopfschmerz, Verstimmungszustände. Dosierung: 2-mal täglich 5 Tropfen oder Globuli oder 1 Tablette

LACHESIS (Buschmeisterschlange) D12: alles ist „zum aus der Haut fahren", Berührung oder enge Kleidung und Wärme sind unerträglich, dazu treten Hitzewallungen, Ruhelosigkeit und Reizbarkeit auf. Dosis: 2-mal täglich 5 Tropfen oder Globuli oder 1 Tablette.

CIMICIFUGA (Frauenwurzel) D12: rheumatische und neuralgische Beschwerden plagen, Unruhe und depressive Verstimmungen (wie eine dunkle Wolke). Dosierung: 2- bis 3-mal täglich 5 Tropfen oder Globuli oder 1 Tablette.

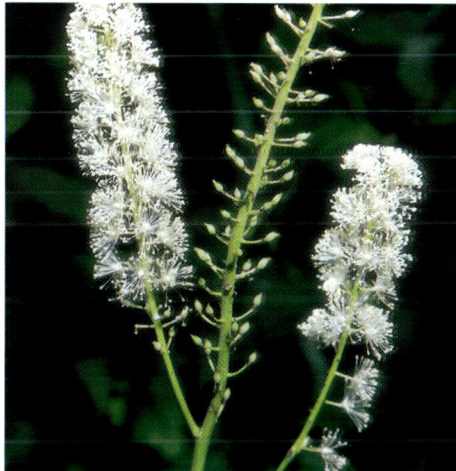

Cimicifuga racemose, Frauenwurzel oder Traubensilberkerze.

IGNATIA (Ignazbohne) D30: hilft bei Folgen von Kummer und Sorgen in Verbindung mit seelischer und körperlicher Unruhe. Dosis: 3-mal wöchentlich 5 Globuli oder 1 Tablette.

JABORANDI (Jaborandistrauch) D6: hilft bei sehr starkem Schwitzen, möglicherweise zusätzlich zu einem der anderen

Mittel. Dosierung: 2- bis 3-mal täglich 5 Tropfen oder Globuli oder 1 Tablette.

NATRIUM CHLORATUM D12: hilft bei trockener Scheide, Neigung zu Juckreiz und Schmerzen beim Sex. Dosierung: 3-mal 5 Globuli oder Tropfen oder 1 Tablette.

Dosierung von homöopathischen Arzneimitteln

Niedrige Potenzen bei akuten, mittlere Potenzen bei chronischen Erkrankungen.

Als Faustregel gilt: Bei akuten Störungen werden niedrige Potenzen bis zur D6 eingesetzt. Je nach Situation drei- oder mehrmals täglich fünf Tropfen oder fünf Globuli oder eine Tablette. Bei chronischen Erkrankungen werden mittlere Potenzen angewandt, mit geringerer Dosierung, während psychische Erkrankungen mit hohen Potenzen ab der D30 therapiert werden. Im Rahmen einer Selbstmedikation sollten nur leichte, vorübergehende Störungen behandelt werden, ansonsten sollten Sie einen Therapeuten um Rat fragen.

Gelegentlich können sich die Symptome zu Beginn der Behandlung verstärken. Dies ist kein Grund zur Beunruhigung, sondern ein Zeichen, dass der Körper auf das Arzneimittel reagiert. Wird eine solche **ERSTREAKTION** bemerkt, sollte die Dosierung verringert werden.

Es ist nicht ganz einfach, mit homöopathischen Einzelmitteln zu arbeiten. Häufig muss im Verlauf der Behandlung, wenn die Symptome sich verändern, zu einem anderen Mittel übergegangen werden oder das gleiche Mittel wird in einer anderen Potenz gegeben. Wer zur klassischen Homöopathie tendiert, sollte immer die Hilfe eines Therapeuten in Anspruch nehmen.

Es gibt aber auch einen anderen Weg, homöopathisch zu behandeln, der für Laien sehr viel einfacher ist: die Moderne Homöopathie.

4.2 | Moderne Homöopathie

Die Moderne Homöopathie ist eine Therapieform, die vor allem mit Kombinationsmitteln arbeitet. Das bedeutet, mehrere homöopathische Einzelmittel, die sich bei einer bestimmten Erkrankung bewährt haben, werden zusammengestellt. Das hat zur Folge, dass die Mittelwahl vereinfacht ist und entsprechend der Indikation, zum Beispiel „Schnupfen", ein wirksames Mittel gefunden wird. Zudem entfalten Kombinationsmittel im Körper an verschiedenen Stellen ihre Wirkung, wirken daher oft zuverlässiger und schneller und sind für Laien einfacher zu handhaben.

Eine spezielle Form der Homöopathie hat der Arzt Dr. Hans-Heinrich Reckeweg (1905 – 1985) entwickelt. Wie Hahnemann auch, suchte er nach einer Medizin, die eine schnelle Hilfe gewährleistet, dabei aber nicht die starken Nebenwirkungen vieler konventioneller Medikamente aufwies. Versuchsweise behandelte er seine Patienten mit unterschiedlichen homöopathischen Mitteln gleichzeitig. Dabei stellte er fest, dass sich Behandlungserfolge oft schneller einstellten und keine Nebenwirkungen auftraten.

Reckeweg erkannte, dass bei nahezu jeder Erkrankung eine Belastung des Körpers mit Giftstoffen besteht. Diese Gifte werden entweder von außen, beispielsweise mit der Nahrung, aufgenommen oder sie entstehen im Körper selbst. Die Symptome einer Krankheit sind demnach Zeichen für die Bemühungen des Körpers, sich der Gifte wieder zu entledigen. Für die Heilung ist es daher wichtig, die Symptome nicht zu unterdrücken, um den Körper nicht an der Entgiftung zu hindern.

Kombinationsmittel regen die Selbstheilungs- und Entgiftungsfunktion an.

Reckewegs Arzneimittel sind daher so konzipiert, dass sie genau in diesem Geschehen mit ihrem breit gefächerten Wirkungsspektrum den Körper in der Gesundung unterstützen.

Die Organe werden gestärkt, die Abwehr angeregt und die Gift-belastung verringert.

Auch für die Wechseljahre ist die Moderne Homöopathie unverzichtbar. Einige Mittel folgen nachstehend, werden aber auch unter den Indikationen nochmals angeführt.

HORMEEL regt die Hormonproduktion in den Eierstöcken an. Es ist das passende Mittel, wenn hormonelle Schwankun-gen im Vordergrund stehen und beispielsweise Zyklusstörun-gen verursachen.

KLIMAKT-HEEL hilft bei klimakterischen Beschwerden wie Kopfschmerzen, Schlaflosigkeit, Verstimmungszuständen und Kreislaufstörungen.

ZINCUM VALERIANICUM HEVERT wirken bei depressiver Erschöpfung, Ängsten und Konzentrationsschwäche.

OVARIUM COMPOSITUM regt die Drüsen-, Bindegewebs- und Abwehrfunktion an.

GYNÄCOHEEL wird bei entzündlichen Prozessen der weib-lichen Geschlechtsorgane verwendet.

Potenzenaccorde und Homaccorde

Eine Besonderheit in der Homöopathie sind die so genann-ten Potenzenaccorde. In diesen Arzneimitteln liegen Einzelmit-tel in einem Gemisch von niedrigen, mittleren und hohen Poten-zen vor. Damit werden verschiedene Ebenen des Körpers ange-sprochen. Durch das Nebeneinander verschiedener Potenzen gelingt es meist, Erstverschlimmerungen zu verhindern oder abzumildern. Potenzenaccorde gehören, auch wenn sie nur aus einem Einzelmittel hergestellt werden, nicht zur klassischen Homöopathie. Werden mehrere Potenzenaccorde miteinander gemischt, entstehen die so genannten Homaccorde. Sie werden vor allem bei chronischen Erkrankungen eingesetzt.

4.3 | Pflanzenheilkunde

Schon vor Jahrtausenden schätzte man die wunderbaren Kräfte der Natur, die in vielen Kräutern – den Arzneipflanzen – verborgen liegen. Von Generation zu Generation wurde das Wissen um die heilenden Pflanzen durch mündliche Überlieferung und später auch durch Aufzeichnungen in den so genannten Kräuterbüchern weitergegeben. Bereits 400 Jahre vor Christus schrieb Hippokrates, der berühmte griechische Arzt des Altertums (460 – 377 v. Chr.), über die Wirkungen der verschiedenen Pflanzen. Durch hinzugewonnene Erfahrungen weitete sich die Pflanzenheilkunde immer weiter aus. Eine eigene Wissenschaft, die Pflanzenheilkunde oder Phytotherapie, entwickelte sich.

Aus der modernen Medizin sind die Pflanzenheilstoffe heute nicht mehr wegzudenken. Oft sind sie Ausgangspunkt für wichtige Medikamente und haben den Fortschritt in der Medizin mit ermöglicht. Der bekannteste Wirkstoff gegen Kopfschmerzen, die Azetylsalizylsäure beispielsweise, wurde entdeckt, nachdem man ein klassisches Mittel der Pflanzenheilkunde, nämlich den Weidenrindenextrakt, auf seine wirksame Komponente hin erforschte. Man fand die Azetylsalizylsäure und stellt sie seitdem synthetisch her.

Blüten als Ausgangsbasis für ein pflanzliches Heilmittel.

Aber auch die Phytotherapie hat sich weiterentwickelt. Zur Vorbeugung und Behandlung von Krankheiten und Befindlichkeitsstörungen werden Pflanzen, Pflanzenteile beziehungsweise Zubereitungen aus pflanzlichen Rohstoffen verwendet. Es werden Tees, Extrakte, Tinkturen, Tabletten, Dragees oder

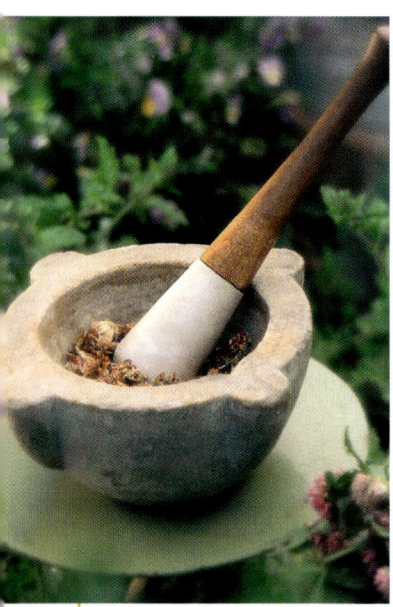

Vor dem Herstellen von Tabletten, Tropfen oder Extrakten werden die Pflanzenteile im Mörser zerrieben.

Kapseln angeboten. Gegenüber Tees und Extrakten haben Tabletten den Vorteil, dass sie die Wirkstoffe in standardisierter Form beinhalten, das heißt, sie garantieren einen gewissen Wirkstoffgehalt.

Auch diese pflanzlichen Mittel dürfen nur gezielt eingesetzt werden. Sie haben zwar weniger Nebenwirkungen als die synthetischen Arzneien, aber ein Zuviel oder das falsche Mittel können auch negative Wirkungen hervorrufen.

Bewährte Heilpflanzen für die Wechseljahre

Natürlich hält die Pflanzenwelt auch für die Wechseljahre ihre Wirkstoffe bereit. Frauenwurzel (Cimicifuga) und Mönchspfeffer (Agnus castus) sind klassische Frauenmittel, die regulierend in den Hormonhaushalt eingreifen.

FRAUENWURZEL. Das Wissen um diese Heilpflanze stammt von den nordamerikanischen und kanadischen Indianern. Sie gaben der Pflanze den Namen Squawroot – Frauenwurzel. Bei uns ist sie auch unter den Namen Traubensilberkerze, Wanzenkraut oder unter ihrer wissenschaftlichen Bezeichnung Cimicifuga racemosa bekannt.

Lange Zeit hat man angenommen, die Wirkung sei auf ihren Gehalt an pflanzlichen Östrogenen zurückzuführen. Bei intensiven Untersuchungen hat sich jedoch herausgestellt, dass die Indianische Frauenwurzel nicht die Östrogene ersetzt, sondern in die Steuerfunktion der gestörten Regelkreise eingreift und das hormonelle Gleichgewicht wiederherstellt.

Auch die storenden Rückkoppelungen der Hirnanhangdrüse auf die Schilddrüse (siehe Seite 19), auf die Stresshormone und somit auch auf die Psyche werden dadurch gemildert.

Die Heilkraft dieser Pflanze ist seit über 200 Jahren bekannt. Mit dem Eintritt der Wirkung ist nach etwa drei bis vier Wochen zu rechnen. Es kommt in Ein-

KLEINE HEILPFLANZENAUSWAHL	
Johanniskraut	stärkt die Nerven (nicht nach 17.00 Uhr einnehmen, kann Albträume verursachen)
Weißdorn	stärkt das Herz
Mariendistel	stärkt die Leber
Sonnenhut	stärkt das Immunsystem
Baldrian	bei Schlafstörungen
Brennessel	zum Entwässern
Petersilie	zum Entwässern
Spargel	zum Entwässern
Melisse	stärkt das Becken und die Verdauungsorgane, entspannt, fördert die Konzentration
Hopfen	fördert die Verdauung, beruhigt, entwässert
Frauenmantel	gibt Schutz und Ruhe, schützt Gefäße, löst Krämpfe

zelfällen vor, dass es auch länger dauert. Auch ist es möglich, das Präparat mit einem Hormonpräparat zu kombinieren. Mitunter lässt sich nach Eintritt der Wirkung die Hormondosis reduzieren.

In China wird die Frauenwurzel unter dem Namen „Shengma" in der traditionellen Medizin bei rheumatischen Beschwerden, zur Steigerung der Immunabwehr und gegen Ängste eingesetzt. Geeignete Präparate heißen zum Beispiel Indianische Frauenwurzel, Remifemin oder Remifemin plus (mit Johanniskraut).

AGNUS CASTUS. Die bei uns Mönchspfeffer genannte Heilpflanze wirkt durchblutungsfördernd, krampflösend und beruhigt die Nerven. Die Heilpflanze hat zudem eine gestagenähnliche Wirkung und ist für Frauen geeignet, die in früheren Jahren unter dem prämenstruellen Syndrom, also unter

Beschwerden an den letzten Tagen vor der Regelblutung, litten oder einen unregelmäßigen Zyklus hatten. Auch dieses Mittel hilft, indem es die Achse Hypothalamus-Hypophyse-Eierstock anregt und damit regulierend auf das Hormonsystem einwirkt.

Der Mönchspfeffer ist in den Mittelmeerländern heimisch. Auch hier ist Geduld bis zum Wirkungseintritt gefragt. Beispiele für Präparate mit Mönchspfeffer sind Hevertogyn oder Agnolyt.

Die Natur hält noch weitere Heilpflanzen für die Wechseljahre bereit, die in der Tabelle auf Seite 61 zusammengefasst sind.

Heilpflanzen mit Hormonwirkung

Eine weitere Möglichkeit zur Behandlung von Wechseljahresbeschwerden bieten Heilpflanzen mit einem hohen Gehalt an Phytoöstrogenen. Phytoöstrogene sind Pflanzenstoffe, die im menschlichen Organismus hormonähnliche Effekte auslösen. Soja und Rotklee zum Beispiel haben einen hohen Gehalt an Phytoöstrogenen. Anders als bei Mönchspfeffer und Frauenwurzel werden mit diesen Pflanzen also Stoffe zugeführt, die dem körpereigenen Östrogen ähneln und eine vergleichbare Wirkung entfalten.

SOJA. Bei Frauen in Asien und Lateinamerika treten Veränderungen im Klimakterium im Vergleich zu unserem Kulturkreis eher selten auf. Begründet ist das unter anderem wahrscheinlich durch die Ernährung, die reich an bestimmten Pflanzennährstoffen, den Isoflavonen, ist. Diese kommen hauptsächlich in den Blättern und Früchten verschiedener Bohnensorten vor. Während und nach den Wechseljahren sind sie wertvoll und gesundheitsfördernd.

Welche Effekte bei einer langfristigen, hoch dosierten Soja-aufnahme in Form von Sojapräparaten eintreten, ist noch nicht ausreichend untersucht. Es ist aber in jedem Fall sinnvoll, Soja oder Sojaprodukte wie Tofu oder Sojamilch in die Ernährung zu integrieren.

ROTKLEE. Im Gegensatz zu Soja enthält Rot-klee ein breites Spektrum unterschiedlicher Isoflavone und stellt somit eine noch reichere Quelle dar. Wissenschaftliche Studien haben gezeigt, dass mit Rotkleeextrakt Hitzewallun-gen, Schweißausbrüche, Nervosität und Stim-mungsschwankungen sehr gut zu behandeln sind. Als Präparat ist zum Beispiel Menoflavon empfehlenswert.

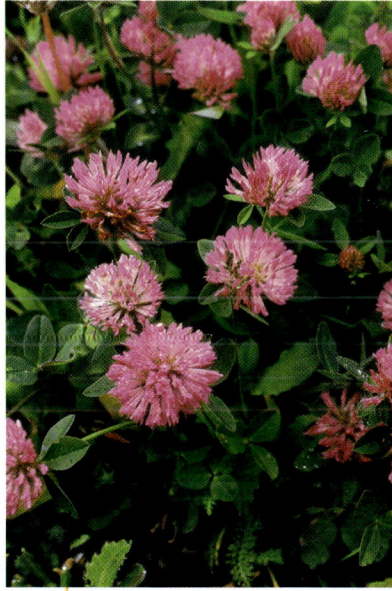

Wenn Sie sich mit einem dieser Pflanzen-wirkstoffe behandeln möchten, sollten Sie erst nach einer frauenärztlichen Untersuchung damit beginnen. Denn bei hormonabhängigen Erkrankungen dürfen auch diese Mittel nur bedingt eingesetzt werden.

Trifolium pratense, Rotklee

Experten sagen, dass auch Phytoöstrogene nicht ohne Risikobewertung eingesetzt werden sollten. So ist bei Frauen, die bereits einmal an Brustkrebs erkrankten, grundsätzlich davon abzuraten. Um alle mög-lichen Risiken hundertprozentig ausschließen zu können, wis-sen wir noch zu wenig. Selbst über die in vielen Jahren und an vielen Hunderttausend Patientinnen getesteten synthetischen Hormonpräparate ist noch nicht alles bekannt. Wie könnten wir da über Phytoöstrogene mehr wissen?

Doch es wird geforscht: In einem von der Europäischen Union mit insgesamt 3,9 Millionen Euro geförderten Projekt arbeiten zur Zeit sieben medizinische Fakultäten aus verschie-

Phytoöstrogenhalti-ge Präparate nur nach Rücksprache mit dem Arzt ein-nehmen!

denen Ländern Europas zusammen, um die Wirkung der Phytoöstrogene zu ergründen.

YAMSWURZEL. Diese Pflanze ist in Nordamerika und Mexiko beheimatet. Sie enthält Diosgenin, eine Substanz, die dem körpereigenen Progesteron sehr ähnlich ist und sich ausgleichend auf den Hormonhaushalt auswirkt. Traditionell wird die Yamswurzel bei Wechseljahresbeschwerden, Menstruationskrämpfen, Depressionen, Osteoporose und anderen hormonabhängigen Störungen eingesetzt. In Deutschland sind Präparate mit Yamswurzel als Nahrungsergänzungmittel in der Apotheke erhältlich. Auch Salben zur Einreibung der Innenseite der Oberschenkel können helfen. Diese sind allerdings verschreibungspflichtig. Fragen Sie Ihren Frauenarzt danach.

4.4 | Schüßler-Salze

Ein Zeitgenosse des homöopathischen Arztes Samuel Hahnemann war Dr. Heinrich Schüßler (1821 – 1898). 1858 eröffnete er in Oldenburg als homöopathischer Arzt seine Praxis. 700 verschiedene homöopathische Arzneimittel waren zu dieser Zeit bereits bekannt und Schüßler war von dem Wunsch beseelt, die homöopathische Therapie zu vereinfachen.

Naturwissenschaftlich wuchs die Erkenntnis, dass Mineralstoffe für den Zellstoffwechsel und für die Entstehung von Krankheiten eine ganz besondere Bedeutung haben. Aus diesem Grund befasste sich Schüßler verstärkt mit den in der Homöopathie gebräuchlichen Mineralien.

Schüßler untersuchte die Asche Verstorbener auf ihren Mineralstoffgehalt und stellte einen Zusammenhang zwischen der jeweiligen Todesursache und dem Mangel an bestimmten Mineralien fest.

Grundsätzlich kann man jedoch davon ausgehen, dass unsere Ernährung dem Körper genügend Mineralien liefert. Wenn dennoch ein Mangel an bestimmten Mineralien besteht, so liegt eine Funktionsstörung vor: Entweder ist der Bedarf erhöht oder der Körper kann trotz ausreichendem Angebot nicht genügend Mineralien aufnehmen. Mit den Schüßler-Salzen wird nicht versucht, Mineralstoffmangel durch einfaches Ersetzen der fehlen-

SCHÜSSLER-SALZE GEGEN WECHSELJAHRESBESCHWERDEN

- ▶ Regelblutung, zu spät und zu spärlich: Natrium chloratum D6 (Schüßler-Salz Nr. 8)
- ▶ Hitzewallungen: Ferrum phosphoricum D6 (Schüßler-Salz Nr. 3) im Wechsel mit Magnesium phosphoricum D6 (Schüßler-Salz Nr. 7)
- ▶ Unruhe, Ruhelosigkeit: Calcium phosphoricum D6 (Schüßler-Salz Nr. 2) im Wechsel mit Magnesium phosphoricum D6 (Schüßler-Salz Nr. 7)
- ▶ Bindegewebsschwäche, zum Beispiel Gebärmuttersenkung: Calcium fluoratum D12 (Schüßler-Salz Nr. 1, morgens 4 Tabletten) im monatlichen Wechsel mit Silicea D12 (Schüßler-Salz Nr. 11, abends 4 Tabletten)

den Mineralien zu beheben. Vielmehr soll die Aufnahmebereitschaft der Zellen für das jeweilige Mineral erhöht werden. Um dem Körper einen solchen Reiz zu geben, werden die Mineralien daher nach den homöopathischen Herstellungsvorschriften potenziert.

Zwölf Stoffe hielt Schüßler für besonders wesentlich, potenzierte sie und behandelte seine Patienten mit Erfolg. Er nannte sie die „Biochemischen Funktionsmittel". Diese Salze sind sehr gut für die Selbsthilfe geeignet. Es werden 3-mal täglich drei Tabletten eingenommen (im Mund zergehen lassen). In akuten Fällen kann bis zu stündlich eine Tablette eingenommen werden bis Besserung eintritt. Bei Laktoseunverträglichkeit sollten Biomineraltabletten nicht eingenommen werden. Dann können auch die homöopathischen Globuli eingesetzt werden.

Viele Gesundheitsstörungen können mit den Schüßler-Salzen behandelt werden. Welche Mittel in den Wechseljahren besonders hilfreich sind, ist in der Tabelle auf Seite 65 zusammengefasst. Die Salze können allein aber auch zusätzlich zu anderen Therapien verwendet werden.

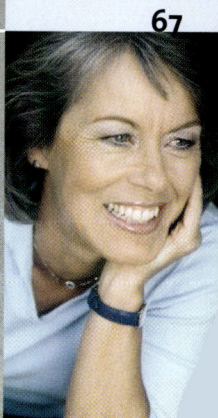

5 | Natürlich gesund!

Hitzewallungen, Schwindelattacken und Schweiß-
ausbrüche sind schon zum Synonym für die
Wechseljahre geworden. Auch andere Zeichen des
Körpers wie Blasenprobleme oder Osteoporose
zeigen an, wenn etwas aus dem Lot geraten ist.
Auf den folgenden Seiten finden Sie, was die
Natur alles bereit hält, um die Zeit des Wechsels
unbeschwert genießen zu können.

5.1 | Hitzewallungen – Schwindel – Schweißausbrüche

Bei ungefähr 70 Prozent der Frauen in unserem Kulturkreis treten Hitzewallungen im Klimakterium auf. Auch als „fliegende Hitze" bekannt, beginnen sie als ein urplötzlich auftretendes, intensives Hitzegefühl im Brust-, Hals- und Kopfbereich.

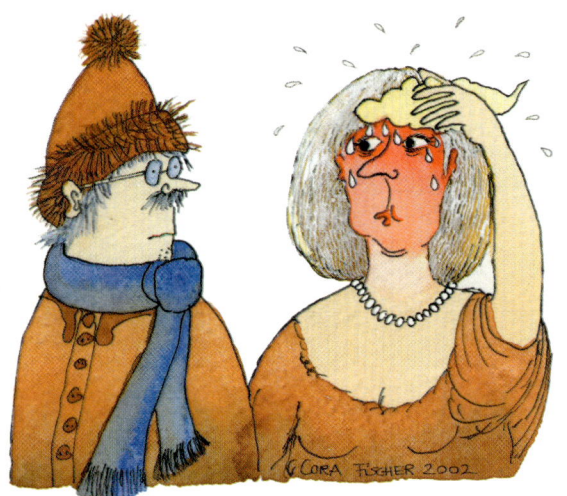

Häufig begleitet von Hautrötungen, Schweißausbrüchen oder sogar Übelkeit und Schwindel.

Ist die Wallung vorüber, folgt meistens ein Gefühl des Fröstelns. Oft tritt das Phänomen in den Wechseljahren kurz vor oder während der Menstruation auf. Auslöser sind der sinkende Östrogenspiegel und der steigende FSH-Spiegel (follikelstimulierendes Hormon, vgl. Kapitel 1.2).

Je näher es zum Ende der Monatsblutungen kommt, umso heftiger entwickeln sich die Hitzewallungen, weil dann der Östrogenspiegel am niedrigsten und das FSH am höchsten ist. In der Regel verschwinden die Hitzewallungen ein oder zwei Jahre nach der letzten Regel, können aber auch noch Jahre danach auftreten.

Hitzewallungen, Schweißausbrüche und Schwindel sind an sich völlig ungefährliche Symptome, auch wenn sie individuell als sehr belastend empfunden werden.

Was passiert im Körper, wenn die Hitze ausbricht?

Wenn sich Blutgefäße in der Kopf- und Halsregion weiter als in der Regel öffnen, strömt mehr Blut in diese Bereiche. Mit dem Blutandrang kommt die Wärme und die Haut rötet sich. Viele Frauen schwitzen dann schlagartig aus allen Poren. Ursache dafür sind in erster Linie die hormonellen Veränderungen. Die stoßweisen Hormonausschüttungen verursachen einen Nervenreiz, der wiederum die Gefäße öffnet. Äußere Faktoren wie Ängste und Spannungen, eine falsche Ernährung mit viel Süßigkeiten, Kaffee, schwarzer Tee, Alkohol und Zigaretten können Wallungen begünstigen. Testen Sie aus, ob durch Weglassen einzelner Nahrungsmittel die Wallungen weniger werden. Auch eine Schilddrüsenüberfunktion kann der Auslöser sein. Dies kann der Arzt abklären.

Die Hitze wird verursacht durch eine plötzliche und starke Durchblutung von Kopf und Hals.

Während sie bei der einen Frau nur schwach über einige Monate auftreten, können sie bei der anderen stark und lästig und von jahrelanger Dauer sein. Mit der Zeit aber gewöhnt sich der Körper an den veränderten Hormonhaushalt und die Wallungen werden schwächer und hören schließlich ganz auf.

Das können Sie tun

Achten sie auf eine gesunde Ernährung und sorgen Sie für ausreichend Bewegung. Einen Kurs für Entspannungstechnik oder Meditation zu belegen wäre wunderbar. Tragen Sie möglichst keine synthetische Kleidung. Trockenbürsten, Sauna oder Wechselduschen haben Einfluss auf die Temperaturregulation und wirken daher ausgleichend. Schließlich sollten Sie die Vitamin- und Mineraliensituation überprüfen lassen.

Beruhigende Heil-
kräuter: Melisse,
Hopfen, Baldrian.

HOMÖOPATHIE: Klimakt-Heel oder Hormeel regulieren den Hormonhaushalt. Vertigoheel hilft speziell bei Schwindelzuständen der verschiedensten Ursachen. Sollten nach Einnahme die Beschwerden anhalten, ist eine Abklärung durch den Arzt notwendig.

PHYTOTHERAPIE: Frauenmanteltee wirkt ausgleichend, Hevert Nerven-Beruhigungstee ist eine Kräutermischung, die beruhigt und entkrampft. Gegen Schweißausbrüche hilft Salbei als Tee oder in Form von Dragees.

5.2 | Zyklusstörungen

Vor der Selbstbe-
handlung Ursachen
der Zyklusstörung
klären!

Während der hormonellen Veränderungen im Klimakterium ist jede Form von Blutungsanomalie möglich. Es können kurze schwache, lange starke, noch regelmäßige oder sehr unregelmäßige Blutungen oder Dauerblutungen auftreten. Viele Frauen entwickeln eine Östrogendominanz bei gleichzeitigem Progesteronmangel, das bedeutet, es ist relativ zum Progesteron mehr Östrogen vorhanden. Dadurch wird die Gebärmutterschleimhaut verstärkt aufgebaut und muss dann in der zweiten Hälfte des Zyklus wieder abgebaut werden. Das geschieht durch verstärkte Blutungen. Emotionaler Stress in jeglicher Form kann diese Zustände verschlimmern. Wer viel Blut verliert, verliert viel Eisen, so dass es zu einer Eisenmangelsituation kommen kann.

Vor jeglicher Therapie muss die Blutungsursache abgeklärt werden. Zum Beispiel kann ein submuköses Myom (siehe Seite 88), also ein Myom direkt unter der Schleimhaut der Gebärmutter, stärkere Blutungen verursachen. Liegt kein organischer Befund vor, können sie einiges selber tun, um die Situation zu normalisieren.

Das können Sie tun

Neben Stressabbau ist eine ausgeglichene Ernährung sinnvoll. Neukönigsförder Mineraltabletten können eingenommen werden zum Ausgleich eines gestörten Mineralhaushalts bei starken Blutungen. Schließlich ist die Einnahme von Vitaminen – über einen Zeitraum von etwa sechs Wochen – zu empfehlen. Die Vitamine A, C, E und Folsäure sind hilfreich. Besonders aber Vitamin B hilft, überschüssiges Östrogen zu neutralisieren.

HOMÖOPATHIE: Hormeel ist ein umfassendes Mittel bei Regelstörungen. Bei starker psychischer Belastung kann es kombiniert werden mit Nervoheel. Bei Erschöpfung und Schwäche wird es mit China-Homaccord zusammen eingenommen.

PHYTOTHERAPIE: Himbeerblättertee wird bei starken Blutungen und Brustspannen eingesetzt. Frauenmanteltee wirkt stark ausgleichend auf Gebärmutter und Psyche.

5.3 | Menstruationskrämpfe

Sechzig Prozent aller Frauen leiden unter Menstruationskrämpfen, im Fachjargon Dysmenorrhö genannt. Seit Jahrzehnten wird in der psychologischen und gynäkologischen Fachliteratur immer wieder darauf verwiesen, dass diese Krämpfe psychologischer Natur sind und auf Konflikte im Zusammenhang mit der Frauenrolle hindeuten. Dass auch psychische Probleme die Tage der Menstruation negativ beeinflussen und dadurch vermehrt zu Krämpfen führen können, ist nicht von der Hand zu weisen. Es fällt mir jedoch schwer, mir vorzustellen, dass jede zweite Frau Probleme mit ihrer Frauenrolle haben soll. Es muss also noch andere Gründe für dieses Problem geben.

Krämpfe können seelische und körperliche Ursachen haben.

Und das ist auch so: Im Menstruationsblut von Frauen, die an diesen Krämpfen leiden, wurden erstmals Ende der siebziger Jahre hohe Werte des hormonähnlichen Stoffes Alpha-Prostaglandin nachgewiesen. Zu den schmerzhaften Verkrampfungen kommt es, wenn dieser Stoff beim Abstoßen der Gebärmutterschleimhaut in den Blutkreislauf eintritt. Die Folgen können Schweißausbrüche, Schüttelfrost, Hitzewallungen, Schwindel, Durchfall und Krämpfe sein.

Prostaglandine werden auch therapeutisch genutzt. Als Hebamme habe ich viele Geburten betreut, die aus verschiedenen Gründen mit Prostaglandinen eingeleitet wurden. Der Stoff löst Wehen aus und nichts anderes sind die Krämpfe der Menstruation, mit denen die Schleimhaut ausgestoßen werden soll. Also sind Menstruationskrämpfe nicht eingebildet, sondern reales Geschehen in der Gebärmutter.

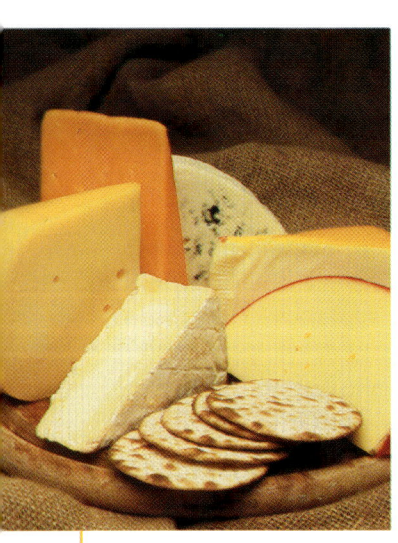

Doch woher kommt dieser erhöhte Prostaglandinspiegel? Der Stoffwechsel von Frauen mit schlechter – oder besser: unpassender – Ernährung und einem hohen Stressniveau produziert zu viel dieses Prostaglandins. Durch Stress und falsche Ernährung können also durchaus die Regelschmerzen verstärkt werden.

Wie kann ich vorbeugen?

Manchmal hilft es, wenn Milchprodukte sparsamer verzehrt werden. Wurden Kühe mit Wachstumshormonen und Antibiotika behandelt, ist es denkbar, dass Reste davon in der Milch das weibliche Hormonsystem in einer uns noch unbekannten Weise beeinflussen.

Testen Sie, ob die Beschwerden bei Verzicht auf Milchprodukte besser werden.

Bekannt ist, dass diese Stoffe aus der Tierzucht in die Nahrungskette und damit in die Nahrung des Menschen gelangen. Sie können zu einer Veränderung des Hormonspiegels beitragen. Werden Tiere ohne Antibiotika, Hormone oder Pestizide aufgezogen, haben ihre Milchprodukte sicher nicht dieselben negativen Auswirkungen auf das Uterus- und Brustgewebe. Es gibt keine wissenschaftlichen Untersuchungen zu diesem Thema, aber ich habe es erlebt, dass es Frauen besser ging, wenn sie die Ernährung dahingehend umstellten.

Verwenden Sie ökologisch produzierte Nahrungsmittel.

Wenn Sie den Versuch machen, sich eine Zeit lang ohne Milchprodukte zu ernähren, um herauszufinden, ob der Einfluss bei Ihnen gegeben ist, sorgen Sie dafür, dass Sie genügend Kalzium aus anderen Quellen zu sich nehmen. Eventuell in der Zeit ein Kalziumpräparat einnehmen. Löwenzahntee enthält viel Kalzium und Vitamin D. Auch der Weleda-Aufbaukalk ist zu empfehlen.

Rotes Fleisch und Eigelb enthalten sehr viel Arachidonsäure. Diese kann zur vermehrten Bildung von Prostaglandinen beitragen. Wenn Sie drei Wochen darauf verzichten, dann mehrere Portionen an einem Tag essen und die Probleme wiederkehren, dann wissen Sie, dass Sie rotes Fleisch nicht vertragen.

Kann es sein, dass Ihre Beschwerden Sie dazu zwingen, sich auszuruhen, Ihr Tempo zu verlangsamen und sich auf sich selbst einzustimmen? Die Krämpfe könnten eine Selbsthilfemaßnahme Ihres Körpers sein, mit der er versucht, die Prostaglandine ins Gleichgewicht zu bringen und die Probleme zu lindern. Nun ist es in der heutigen Zeit, wo Frauen im Berufsleben „ihren Mann stehen" müssen, nicht einfach, auf diese Periode Rücksicht zu nehmen. Wir sind dazu erzogen, immer Leistung zu erbringen, stets auf Draht und energiegeladen zu sein. Deshalb versucht der Körper, mit Hilfe von Krämpfen

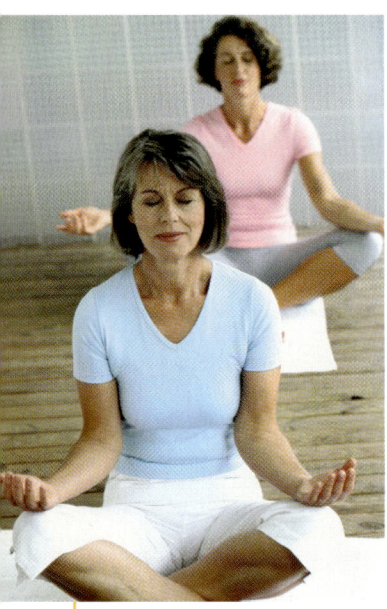

Stressabbau: mit Meditation oder Entspannungsübungen.

Aufmerksamkeit zu erringen, um Sie im Endeffekt zu schützen. Versuchen Sie, es in den Tagen der Menstruation langsamer angehen zu lassen. Irgendwo gibt es immer die Möglichkeit, einen Gang zurückzuschalten.

Das können Sie tun

Im akuten Fall hilft eine Wärmflasche. Zusätzlich kann Magnesium (100 mg) alle zwei Stunden eingenommen werden. Vorbeugend ist es sinnvoll, Stress abzubauen. Entspannungstechniken wie Yoga, autogenes Training oder Meditation sind hilfreich. Die Ernährung sollte ausgewogen sein. Sie können Omega-3-Fettsäuren, die Vitamine B und E und Mineralstoffe zusetzen beziehungsweise Ihren Speiseplan durch Nahrungsmittel erweitern, die reich an diesen lebenswichtigen Inhaltsstoffen sind.

HOMÖOPATHIE: Spascupreel wirkt krampflösend. Bei psychischer, nervlicher Belastung kann es mit Ypsiloheel kombiniert werden. Als Basismittel eignen sich Hormeel und Bomaklim.

PHYTOTHERAPIE: Frauenmanteltee wirkt krampflösend.

5.4 | Gewichtszunahme und Stauungen im Körper

Frauen, aber auch Männer, nehmen mit zunehmendem Alter an Gewicht zu, weil sich der Stoffwechsel verlangsamt. Der Anteil der Muskelmasse nimmt kontinuierlich ab. Dieser bestimmt aber im wesentlichen den Grundumsatz: je weniger Muskelmasse, desto weniger Verwertung der Nahrung und umso mehr Fettanbau bei gleicher Ernährung. Zwischen dem 45. und 54. Lebensjahr nehmen Frauen jedoch im Gegensatz zu Männern sehr viel deutlicher zu. Diese Tatsache steht direkt mit den Wechseljahren und ihren hormonellen Veränderungen in Verbindung.

Fettzellen produzieren auch Hormone und das Fettgewebe ist ebenso lebenswichtig wie Herz und Nieren. Fett ist Leben. Denn was immer der Mensch tut, es geht nichts ohne Energie und zur Energiebildung benötigen wir eben dieses Fett.

Im Leben der Frau gibt es Phasen mit einem enorm hohen Energiebedarf. Schwangerschaft, Geburtsstress und Stillzeit. Aus dem Grund besteht der weibliche Körper aus 33 Prozent mehr Fett als der männliche. Eine starke Wechselbeziehung besteht zwischen Hormonhaushalt und Fettgewebe. Bei starkem Gewichtsverlust, wenn die Fettreserven aufgebraucht werden, wird die Hormonproduktion eingeschränkt, der Zyklus gerät durcheinander und Menstruation und Gebärfähigkeit können aussetzen. Beobachten können wir dieses Phänomen bei Balletttänzerinnen, Extremsportlerinnen und auch bei dem Krankheitsbild Magersucht.

Unter dem Einfluss von Östrogen und Progesteron entsteht die Fettbildung am Po und an den Oberschenkeln. Das sind die Ressourcen für Schwangerschaft und Stillzeit. Selbst mit gezieltem Training verlieren Frauen an diesen Stellen kaum ein Pfund.

Das Bauchfett hingegen deckt den Energiebedarf in Extremsituationen, da es hier sehr schnell abgebaut werden kann. Dazu benötigen wir jedoch die Androgene, da diese dem Stresshormon Adrenalin den Zugang zu den Fettzellen am Bauch erst ermöglichen. Androgene werden genau wie Östro-

Mit zunehmendem Alter benötigt der Körper weniger Kalorien.

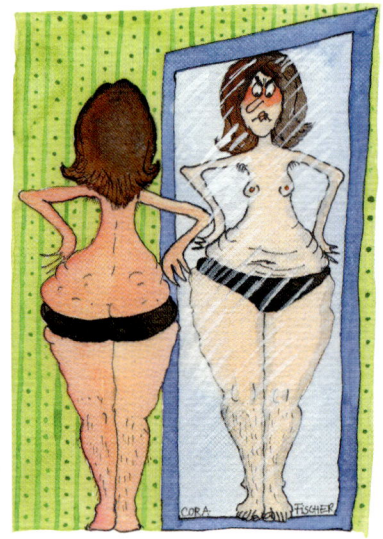

gene und Progesteron in den Eierstöcken gebildet und wenn diese ihre Produktion einstellen, kommt es auch zum Androgenmangel. Dann sind nur noch die Nebennieren für die Hormonproduktion zuständig. Gewichtsprobleme am Bauch – also die Bildung der so genannten Apfelfigur – sind ein Indiz dafür.

Doch nicht nur die Bildung von Fettgewebe ist für Gewichtsschwankungen verantwortlich. Auch Wassereinlagerungen im Gewebe können in den Wechseljahren verstärkt auftreten. Östrogene begünstigen Wassereinlagerungen im Gewebe. Der Gegenspieler ist das Progesteron: Es sorgt für die Ausscheidung über den Harn. Ist zu wenig Progesteron vorhanden, folgt ein hormonelles Ungleichgewicht und Wassereinlagerungen und dadurch bedingte Gewichtsschwankungen sind die Folge.

Bei Gewichtszunahme sollte auch die Schilddrüse untersucht werden. Es könnte eine Unterfunktion vorliegen.

Das können Sie tun

Ernähren Sie sich bewusst. Ebenso wichtig ist ausreichende Bewegung. Suchen Sie Ihr seelisches Gleichgewicht.

HOMÖOPATHIE: Hormeel wirkt regulierend auf die Hormonproduktion. Lymphomyosot hilft, das Bindegewebe zu entgiften und so Stauungen vorzubeugen.

PHYTOTHERAPIE: Asparagus-P Filmtabletten enthalten die Wirkstoffe von Spargel und Petersilie und entstauen ohne den Elektrolythaushalt zu beeinflussen. Neukönigsförder Mineraltabletten können eingenommen werden. Hevert-Stoffwechseltee entschlackt und entwässert mit den entsprechenden Pflanzenstoffen.

5.5 Kopfschmerzen und Migräne

Für Kopfschmerzen und Migräne gibt es mannigfache Ursachen. Besonders wenn die Kopfschmerzen häufiger auftreten, sollten Sie, bevor Sie die Behandlung selbst in die Hand nehmen, unbedingt die Ursachen von einem Arzt abklären lassen. Tumore, Infektionen, Glaukome, Wirbelsäulendefekte, Verletzungen, Bluthochdruck, geschadigte Blutgefäße (Aneurysmen) und andere Grunderkrankungen können diese Schmerzen auslösen. Diese machen zwar nur einen geringen Anteil der Ursachen aus, aber eine Abklärung ist unabdinglich.

Treten Kopfschmerzen schlagartig in ungewohnter Stärke auf, sollten Sie sofort einen Arzt aufsuchen, denn dabei ist immer an eine Hirnblutung zu denken. Häufig sind davon Menschen mit Aneurysmen betroffen. Das sind angeborene Gefäßmissbildungen im Gehirn: Die Blutadern sind an manchen Stellen ausgesackt, die Wände sind brüchig und dünn. Kommen weitere Risikofaktoren hinzu, zum Beispiel Bluthochdruck, ist die Gefahr groß, dass so ein Blutgefäß reißt und eine massive Blutung ins Gehirn die Folge ist. Ein heftiger Vernichtungskopfschmerz oder Lähmungserscheinungen weisen darauf hin. In diesem Fall ist eine Akutbehandlung im Krankenhaus erforderlich.

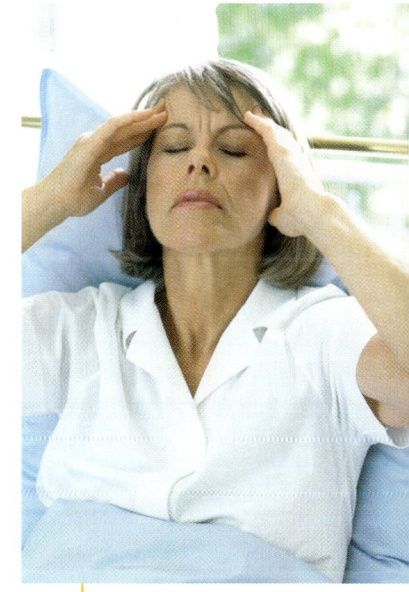

Setzen manchmal schon über Nacht ein. Kopfschmerzen.

Es gibt die verschiedensten Arten des Kopfschmerzes: Spannungskopfschmerz, Migräne, den Medikamentenbedingten Kopfschmerz und den Cluster-Kopfschmerz. Letztere sind sehr heftige Schmerzattacken, die meist phasenweise an mehreren Tagen auftreten und dann wieder für einen längeren Zeitraum verschwinden.

Im Klimakterium leiden Frauen häufig unter Spannungskopfschmerz und Migräne. Kennzeichnend für Migräne ist, dass die Schmerzen einseitig auftreten und mit Übelkeit und Erbrechen gekoppelt sein können.

Mögliche Auslöser gibt es viele: In den Wechseljahren können hormonelle Faktoren eine Rolle spielen. Nikotin, falsche Ernährung oder bestimmte Nahrungsmittel wie Rotwein oder generell Alkohol, Käse oder asiatische Gerichte können Migräne auslösen. Aber auch starker emotionaler Stress kann Kopfschmerzen verursachen, zum Beispiel wenn die Beziehung nicht ausgeglichen ist oder wenn Themen verdrängt werden, mit denen man sich auseinandersetzen müssten. Wir alle kennen diese Situationen, in denen wir ein uns bewusstes Problem angehen sollten, es aber stets aus irgendwelchen Gründen vertagen.

Auch Hunger und Flüssigkeitsmangel können Kopfschmerzen verursachen.

Aber: Diese Faktoren sind bei Migräne nur die Auslöser, so genannte Triggerfaktoren. Sie sind nicht die eigentliche Ursache. Bis heute gibt es im Gegensatz zu anderen Kopfschmerzformen bei Migräne keine Theorie, die alle Aspekte dieses Leidens erklären könnte. Wissenschaftler gehen aber heute davon aus, dass die Migräne erblich bedingt ist, das heißt, die Voraussetzung sitzt in den Genen. Doch selbst bei erblicher Disposition muss die Krankheit nicht zum Ausbruch kommen. Es kann vorkommen, dass Frauen bis zu den Wechseljahren nicht betroffen waren und jetzt plötzlich darunter leiden. Dann kann es sein, dass hormonelle Ursachen im Spiel sind. Auch gibt es Frauen, die nach einer Gebärmutterentfernung unter Migräne leiden.

Die Schulmedizin hat inzwischen sehr wirksame Mittel entwickelt, die aber teilweise erhebliche Nebenwirkungen aufweisen. Doch es gibt Fälle, wo die Einnahme dieser Mittel nicht zu umgehen ist.

Das können Sie tun

Bei Migräne wirkt ein Eisbeutel auf der Stirn oder im Nacken gefäßverengend und somit schmerzlindernd. Bei Spannungskopfschmerz dagegen ist Wärme sinnvoll. Sie entspannt die Muskeln. Zur Vorbeugung sind Entspannungstechniken hilfreich, zum Beispiel Atemübungen, Meditation oder Muskelrelaxation nach Jacobson, denn die Attacken kommen häufig in der auf Stress folgenden Entspannungsphase, manchmal auch während des Schlafs.

HOMÖOPATHIE: Belladonna-Homaccord, Spigelon und Gelsemiun-Homaccord sind wirksame Kombinationsmittel. Hevert-Femin hat sich bei depressiven Verstimmungen mit Migräne oder Spannungskopfschmerzen bewährt.

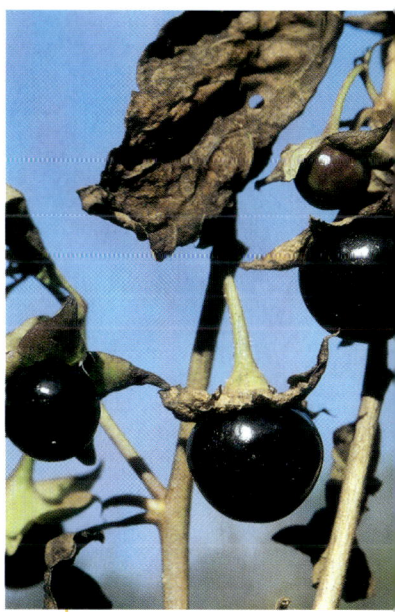

Atropa belladonna, Tollkirsche

PHYTOTHERAPIE: Pfefferminzöl hilft gut bei Spannungskopfschmerz. Bei Migräne ist es nur eingeschränkt empfehlenswert, weil viele während des Anfalls den Minzegeruch nicht ertragen. Kaffee ist ein Gefäßgift, es verengt die Gefäße und hilft manchen Frauen dadurch bei Migräne.

Phytotherapie und Homöopathie können auch kombiniert

werden: Petatolex (Pestwurz) kombiniert mit Gelsemium-Homaccord und Spigelon hilft vorbeugend, besonders wenn der Schmerz vom Genick nach oben zieht.

5.6 | Depression – Ängste – Nervosität

Es ist nicht so, dass das Klimakterium unabdinglich die Psyche in irgendeiner Weise beeinträchtigt. Es gibt auch keinen nachweisbaren Zusammenhang zwischen Östrogenabnahme und Depressionen. Doch ist es so, dass wir in dieser Phase unseres Lebens, in den Wechseljahren, den ungelösten Problemen der ersten Lebenshälfte gegenüberstehen. Wir konnten ja bisher alles so gut verdrängen. Wünschten wir uns nicht einen akademischen Titel oder ein weiteres Kind? Hatten wir nicht längst fällige Gespräche mit gewissen Menschen führen wollen? Es ist, als ständen wir auf dem Speicher vor vielen Kisten, die geordnet werden müssen. Einige sollten geöffnet und andere endgültig verschlossen werden.

Setzen wir uns mit den unaufgearbeiteten Dingen auseinander, werden dadurch Verstimmungen, Reizbarkeit und Ängste sicherlich verringert. Verdrängen wir aber weiterhin alles, sind um jeden Preis nur auf gewohnte Funktionen eingestellt, arbeiten nicht an unseren seelischen Belastungen und vor allem an den chronischen Überforderungen, kann uns das zusammen mit unseren körperlichen Veränderungen schon in depressive Verstimmungen stürzen. Große Müdigkeit und totale Erschöpfung können sich dabei einstellen, oft gefolgt von Nervosität und Reizbarkeit.

Wenn Selbsthilfe die Stimmung nicht bessert: professionelle Hilfe suchen!

Es gilt nun zu unterscheiden zwischen depressiven Phasen und einer manifesten Depression. Bei letzterer leidet man nicht nur unter depressiver Verstimmung, sondern es zeigen sich auch

Veränderungen der Persönlichkeit. Einsicht und Urteilskraft können beeinträchtigt sein und die Arbeitsfähigkeit lässt nach. Die Sprache verlangsamt sich, das Äußere und das Verhalten werden auffällig. Eine depressive Person würde in etwa so denken: „Alles ist grau in grau und traurig. Es ist, als wäre ich schon nicht mehr richtig da. Ich fühle mich wie in einem tiefen Loch, aus dem ich nicht herauskomme." Wer solche oder ähnliche Gedanken verspürt, der sollte sich um fachliche Hilfe bemühen.

Doch wer gelegentlich traurig ist, wer sich reizbar und nervös fühlt, kann sich gut selbst helfen.

Das können Sie tun

Wenn es einen Menschen gibt, der Ihnen wehgetan hat, versuchen Sie, ihm zu verzeihen. Ein lang gehegter Groll gegen einen Mitmenschen kann Körper und Seele schwächen. Etwas zu vergeben befreit und heilt uns und verändert uns im tiefsten Inneren.

Neues wagen, Veränderungen annehmen, Erfolge bewusst machen.

Geben Sie Verantwortung ab, auch wenn es sehr schwer fällt. Fühlen Sie sich nicht allein zuständig dafür, dass in der Ehe oder der Beziehung alles gut läuft.

Entlassen Sie Ihre Kinder mit Vertrauen in die Selbstständigkeit. Auch sie sind nun für sich selbst verantwortlich. Haben Sie immer ein offenes Ohr, aber drängen Sie sich nicht auf. Wenn Sie eine Zeit so gelebt haben, werden Sie spüren, wie gut es Ihnen damit geht und wie Kräfte für Neues wachsen. Natürlich gibt es immer Ausnahmefälle, wie zum Beispiel Krankheiten von Kindern oder nahe stehenden Erwachsenen, die man dann nicht sich selbst überlassen kann.

Sorgen Sie für sinnvolle Ernährung, ausreichende Bewegung, überdenken sie Ihren Freundeskreis und pflegen Sie gute Freundschaften. Erlernen Sie Entspannungsübungen, bewegen Sie sich in frischer Luft, kräftigen Sie Ihren Kreislauf durch Wechselduschen. Nehmen Sie für eine Zeit ein Multi-vitamin- und ein Mineralpräparat ein.

HOMÖOPATHIE: Klimakt-Heel ist das Basismittel im Klimakterium. Ypsiloheel hilft gegen das Globusgefühl im Hals. Nervoheel ist angezeigt bei nervösen Beschwerden mit Erschöpfungszuständen. Ignatia-Homaccord kann zusätzlich eingenommen werden, wenn depressive Verstimmungen vor-herrschend sind. Bei depressiven Verstimmungen mit Migräne hilft Hevert-Femin.

PHYTOTHERAPIE: Hevert Nerven-Beruhigungstee enthält unter anderem Hopfen, Baldrian und Melisse und wirkt damit seelisch ausgleichend.

5.7 | Schlaflosigkeit und Konzentrationsschwäche

Ohne Schlaf geht nichts, denn im Schlaf werden die geisti-ge und die körperliche Energie wiederhergestellt. Das Schlaf-muster bleibt jedoch nicht ein Leben lang gleich. Häufig ändert es sich bei Frauen in den mittleren Jahren und häufig kommt es in dieser Phase zu Schlafstörungen.

Gegen die Gedan-kenflut hilft auf-stehen und alles aufschreiben.

Nicht ein- oder durchschlafen zu können kann den Über-gang in der Lebensmitte beträchtlich erschweren. Denn auf Dauer lässt zu wenig Schlaf die Konzentration von Stresshor-monen und Kortikosteroiden steigen. Dadurch entsteht ein noch größeres Hormonungleichgewicht und das Immunsys-tem wird gestört – wir werden schneller krank. Zudem fühlt man sich am Morgen wie gerädert, die Konzentration für den Tag lässt viel zu wünschen übrig und Vergesslichkeit kann sich einstellen.

Die Ursache für die schlaflosen Nächte können Hitzewallungen und Schweißausbrüche sein, die immer wieder störend auftreten und den Schlaf unterbrechen. Andere Frauen hingegen leiden eher unter Einschlafstörungen. Sie können keine Ruhe finden, obwohl sie sehr erschöpft sind.

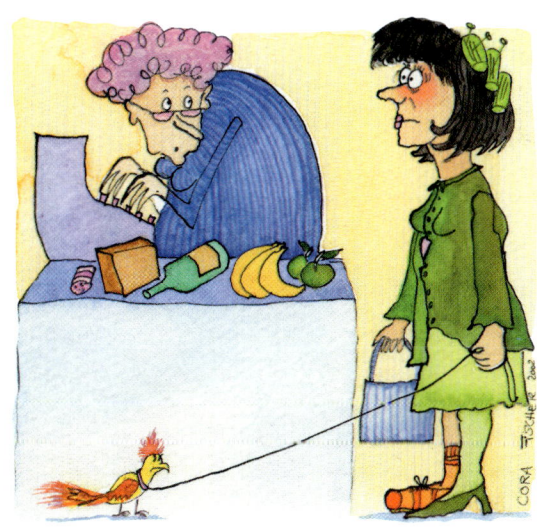

Der Gehirnstoffwechsel verändert sich bei vielen Frauen im Klimakterium. Dabei wird er tief greifend von unseren Gefühlen beeinflusst und die Schlaflosigkeit ist oft das Resultat von Emotionen, die nicht verarbeitet und gelöst wurden – sei es Trauer, Wut oder auch Ängste. Wenn abends Ruhe einkehrt und wir auf den Schlaf warten, beginnt sich das Hamsterrad im Kopf zu drehen. Die Gedankenflucht lässt uns nicht los.

Das können Sie tun

In jedem Fall die Schilddrüsenfunktion überprüfen lassen! Eine Überfunktion dieses Organs kann eine Übererregbarkeit auslösen. Emotionale Probleme sollten aufgearbeitet werden. Sie sollten Koffein und Alkohol meiden. Regelmäßige Bewegung an der frischen Luft macht müde und ausgeglichen. Meiden Sie aufregende Telefongespräche vor dem Schlafengehen. Schreiben Sie abends die Dinge stichwortartig auf, die Ihnen Kopfzerbrechen verursachen und legen Sie die Themen ein-

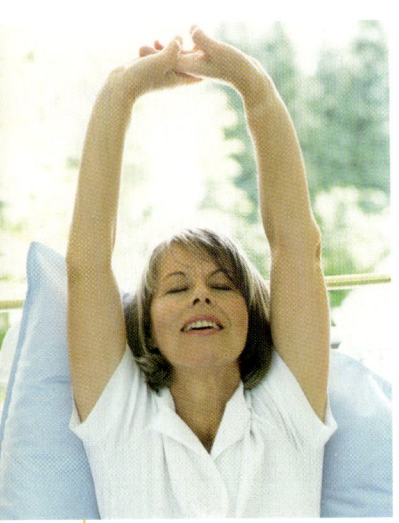

Die Homöopathie bringt den erholsamen Schlaf zurück.

fach schlafen, das kann eine sehr gute Hilfe sein.

Schließlich: Achten Sie auf Ihre Ernährung und gehen Sie niemals mit vollem Magen zu Bett. Wir haben eine Organuhr im Körper und gegen sieben Uhr abends reduziert der Magen-Darm-Trakt seine Arbeit. Die weitere Verstoffwechselung der Nahrung geschieht dann überwiegend durch Gärung. Dabei entsteht Fuselalkohol und der lässt uns morgens müde und schlapp sein. Es ist, als hätte man einen kleinen Kater. Je später also die Abendmahlzeit, desto schädlicher ist sie für den Körper.

HOMÖOPATHIE: Klimakt-Heel zusammen mit Nervoheel fördern bei nervösen Beschwerden und Erschöpfungszuständen den Schlaf. Klimakt-Heel und Zincum valerianicum-Hevert kombiniert decken depressive Erschöpfung, Übererregbarkeit, Ängste und Konzentrationsschwäche gut ab. Speziell bei Durchschlafstörungen mit nächtlichem Erwachen nach drei Uhr hilft Nux vomica-Homaccord.

PHYTOTHERAPIE: Zusätzlich kann abends eine Tasse Beruhigungstee getrunken werden, beispielsweise Hevert Nerven-Beruhigungstee.

5.8　Entzündungen der Scheide

Im Klimakterium, aber auch in der Zeit danach, sinkt der Östrogenspiegel und bleibt auf einem niedrigeren Niveau. Das kann zur Folge haben, dass die Vaginalschleimhaut dünner und trockener wird. Dadurch wird die Vagina leichter gereizt.

Ob und inwieweit dadurch Beschwerden entstehen, ist individuell sehr unterschiedlich. Manche Frauen leiden gar nicht darunter. Bei anderen geht das Dünnerwerden der Scheidenschleimhaut mit einer Veränderung des normalerweise sauren Scheidenmilieus einher. Das kann zu vermehrten Entzündungen führen und dadurch zu Schmerzen, Jucken oder Brennen. Hier gibt es einige Maßnahmen, mit denen Sie sich selbst helfen können. Sollte sich aber nach einigen Tagen keine Besserung einstellen, ist ärztliche Abklärung notwendig.

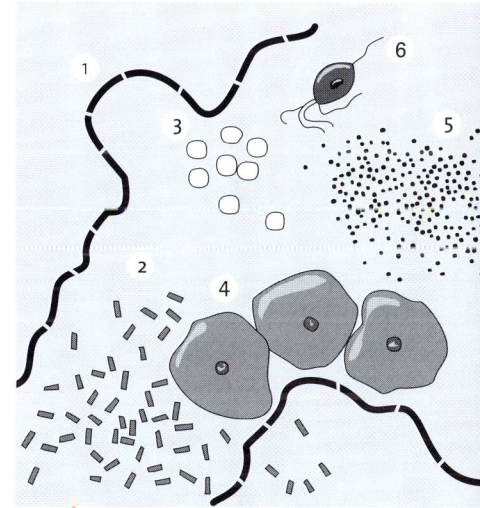

Bei einer Entzündung sind bei einem Abstrich aus der Scheide neben den normalen Döderlein-Bakterien (2) und Zellen der Schleimhaut (4) auch Pilze (1), Trichomonaden (6) oder Bakterien (5) nachweisbar. Weiße Blutkörperchen (3) zeigen, dass das Abwehrsystem aktiv ist.

Das können Sie tun

Wie immer ist auf Ernährung und Bewegung zu achten. Was die Durchblutung des Beckenbodens fördert, ist auch gut gegen die Trockenheit der Vagina. Kalt- und Warmwasserreize beispielsweise beim Duschen kräftigen das Gewebe. Einreibungen mit Oliven- oder Nachtkerzenöl sind wohltuend. Zusätzlich kann Joghurt mit rechtsdrehender Milchsäure das vaginale Milieu unterstützen. Dazu wird ein Teelöffel Joghurt in die Scheide eingeführt und auf den Schamlippen verteilt.

HOMÖOPATHIE: Ein Versuch mit Ovarium compositum gegen die Trockenheit der Scheidenschleimhäute lohn sich. Bei Entzündungen wirkt Gynäcoheel.

PHYTOTHERAPIE: Einlagen mit Ringelblumentee wirken

Wunder. Durchtränken Sie ein Leinentuch mit dem Tee und verwenden Sie das Leintuch wie eine Slipeinlage. Zusätzlich können Sie Hewekzem novo Heilsalbe anwenden.

IMMUNTHERAPIE: Zur mikrobiologischen Immuntherapie eignen sich die Spenglersan Kolloide. Diese Kolloide werden aus Bakterienmischungen hergestellt, die Antigene und Bakteriengifte enthalten. Diese Mischungen werden homöopathisch aufbereitet bis zu einer Potenz von D9 und wirken anregend auf das Immunsystem. Zur Selbstbehandlung von Infektionen eignet sich das Spenglersan Kolloid G.

Bei einer Scheidenentzündung legen Sie 3-mal täglich einen mit Wasser angefeuchteten und mit etwa 30 Tropfen Kolloid G getränkten Tampon ein. Ist das am Tag nicht möglich, kann auch über nacht ein Tampon liegen bleiben. Äußere Entzündungen, Herpes genitalis oder Feigwarzen werden 5- bis 6-mal täglich besprüht.

Zu Therapiebeginn kann eine leichte Erhöhung der Körpertemperatur auftreten. Das ist nicht besorgniserregend, sondern zeigt an, dass die Therapie greift.

Das Kolloid G kann auch bei anderen Störungen, die mit Entzündungen einhergehen, eingesetzt werden, zum Beispiel bei Erkältungen, Grippe, Heuschnupfen, Insektenstichen oder Wunden. Das Kolloid wird nicht eingenommen, sondern mit dem Daumenballen an einer möglichst zarten Hautstelle, beispielsweise der Ellenbogenbeuge, eingerieben (drei Tropfen genügen).

5.9 | Beschwerden beim Sex

Durch die verminderte Östrogenproduktion kommt es häufig neben den Veränderungen der Schleimhäute im Scheidenbereich auch zu einer Lubrikationsstörung. Das bedeutet, dass sich trotz sexueller Erregung zu wenig Feuchtigkeit in der Scheide bildet und der Geschlechtsverkehr als schmerzhaft oder einfach als unangenehm empfunden wird. Auch durch Arzneimittel kann eine Störung der Lubrikation entstehen, besonders durch entwässernde Mittel. Wenn sich zu den körperlichen Erscheinungen in dieser Zeit noch seelische Probleme gesellen, kann es schon zu sexuellen Frustrationen kommen.

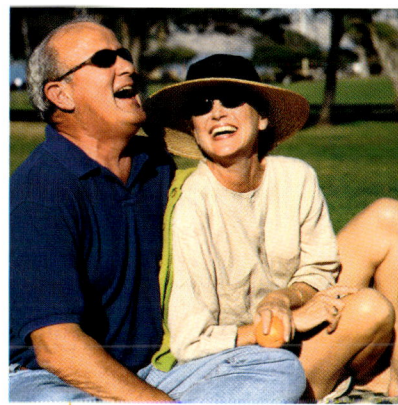

Suchen Sie gemeinsam nach neuen Wegen in der Partnerschaft.

Vielleicht müssen Sie Ihre Beziehung neu definieren. Viele von uns haben sich wohlgefühlt in Ihrer Partnerschaft bis zu dem Zeitpunkt, zu dem sie in die transformierenden Jahre der Lebensmitte eintreten. Auch wenn die Beziehung bis jetzt gut funktioniert hat, kann das Ungleichgewicht des Klimakteriums unter Umständen Probleme des Intimlebens mit dem Partner bringen. Aber wenn Sie und Ihr Partner gemeinsam an der notwendigen Neuorientierung arbeiten und ohne Vorbehalte über sexuelle Veränderungen sprechen, ist immer eine Chance gegeben, Ihre Leidenschaft in sexueller und auch anderer Beziehung neu zu entfachen.

Das können Sie tun

Spezielle Beckenbodenübungen können durch Steigerung der Durchblutung die Vaginalschleimhäute wieder verdicken und dadurch für eine normale Lubrikation beitragen (vgl. Seite 96). Zusätzlich können spezielle Gels vor dem Verkehr in den Scheidenvorhof eingebracht werden. Diese Gels gibt es in jeder Apotheke.

Bei Profamilia erhalten Sie Adressen von Sexualtherapeuten.

Wenn Sie der Meinung sind, dass grundlegendere Probleme zwischen Ihnen und Ihrem Partner bestehen, die Sie nicht allein lösen können, kann Sexualtherapie helfen.

HOMÖOPATHIE: Klimakt-Heel als Basismittel in den Wechseljahren, dazu Ovarium compositum zur Abwehrstärkung (die Ampullen können getrunken werden). Bei Reizbarkeit und Nervosität können diese Mittel mit Nervoheel kombiniert werden.

5.10 | Myome

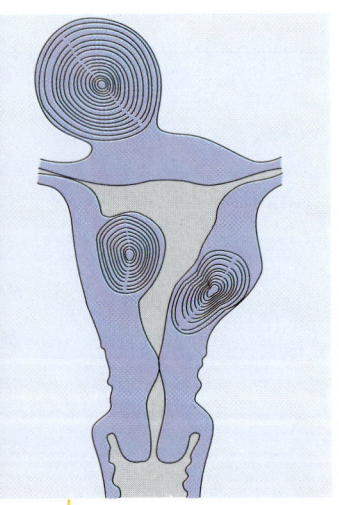

Myome können direkt unter der Schleimhaut (links) liegen, in der Wand (rechts) oder an der Oberfläche (oben) der Gebärmutter.

Myome sind gutartige Tumoren des Muskelgewebes, die auch in den Wechseljahren auftreten können. Nach dem 30. Lebensjahr ist ungefähr jede vierte bis fünfte Frau davon betroffen. Myome sind die häufigsten gutartigen Tumoren der Frau, führen jedoch in der Mehrheit nicht zu echten Problemen. Mit anderen Worten: Sie sind bloß da. Ganz unterschiedlich können sie in der Gebärmutter gelegen sein. Manche wachsen in die seitlich gelegenen Bindegewebsschichten, andere am äußeren Rand der Muskelschicht, direkt unter dem Bauchfellüberzug der Gebärmutter, mitten in der Muskelschicht oder auch direkt unter der Gebärmutterschleimhaut. Die Myome können sehr klein sein, aber auch Kindskopfgröße erreichen. Sie können in größerer Anzahl verteilt im Uterus oder auch einzeln vorkommen.

Welche Beschwerden können durch Myome entstehen?

Es ist möglich, dass Myome vollkommen symptomlos bleiben und keinerlei Beschwerden verursachen. Diese Myome fallen dann im Rahmen einer Vorsorgeuntersuchung als Zufallsbefund auf. Aber es können auch Beschwerden auftreten wie

▶ Druckgefühl im Unterleib,

▶ zu starke, lang anhaltende, schmerzhafte Regelblutungen,

▶ Blutungen außerhalb der Menstruation,

▶ ständiger Harndrang oder auch häufiger Stuhldrang,

▶ Unterbauchschmerzen unabhängig von der Regelblutung.

Nicht jedes Myom muss behandelt werden. „Abwarten und Tee trinken" ist durchaus eine vernünftige Haltung. Eine Behandlung ist grundsätzlich nur erforderlich, wenn die oben beschriebenen Beschwerden auftreten. Jahrelang ist es möglich, ohne negative gesundheitliche Folgen mit Myomen zu leben. Aber allein das Wissen darum, dass sie da sind, kann störend wirken. Die Erwartung, dass nun etwas schief gehen wird, birgt manchmal ein größeres Risiko als das Myom selbst. Es heißt also, erst einmal Ruhe bewahren, den inneren Stimulus besänftigen und genaue Aufklärung suchen.

Können Myome entarten?

Myomknoten können in sehr seltenen Fällen (die Anzahl liegt im Bereich von 1:1 000) krebsig entarten. Sie fallen dann sehr bald durch ein schnelles Wachstum auf. Deshalb sollten Frauen, bei denen Myome festgestellt wurden, regelmäßig gynäkologisch untersucht werden.

Da die Myome ein so geringes Entartungsrisiko aufweisen, ist Angst grundsätzlich fehl am Platz! Lassen Sie sich also nicht zur operativen Entfernung der Gebärmutter (Hysterektomie, vgl. Seite 94) drängen. Myome können auch ohne Hysterektomie entfernt werden, zum Beispiel durch Myomnukleation,

Auch Gestagengaben können das Wachstum von Myomen hemmen.

also Entfernung durch Ausschälung eines oder mehrerer Myomknoten. Ein neues Verfahren setzt Ultraschall ein. Unter den Schallwellen schrumpft das Myom und das Immunsystem kann die abgestorbenen Zellen beseitigen.

Wenn aber Frauen starke Blutungen und Schmerzen haben, die mit anderen Maßnahmen nicht zu regulieren sind, kann die Hysterektomie ein wahrer Segen sein und die Lebensqualität dieser Frau erheblich verbessern.

Das Wachstum von Myomen wird durch Östrogene angeregt. Manche Frauen entwickeln zu Beginn der Wechseljahre eine relative Östrogendominanz, das heißt, relativ zum Progesteron ist der Östrogenspiegel hoch. Daher entstehen Myome oft während der Prämenopause. Doch nach der Menopause schrumpfen sie oft genauso schnell wie sie gekommen sind. Dieses ist die Behandlung von Mutter Natur.

Das können Sie tun

Sie können versuchen, zur Ausbalancierung des überschüssigen Östrogens auf Milchprodukte zu verzichten. Vitamin- und Mineralstoffpräparate sollten dann die Ernährung ergänzen, speziell der Vitamin B-Komplex, Kalzium und Magnesium. Vitamine und Mineralstoffe aber immer nur als Kur für einige Wochen, nicht auf Dauer einnehmen.

Versuchen Sie, in ein emotionales Gleichgewicht zu gelangen. Wenn Ihnen das nicht allein gelingt, zum Beispiel durch Entspannungsübungen, ist professionelle Hilfe ratsam.

HOMÖOPATHIE: Galium-Heel hilft bei gutartigen Gewebewucherungen. Agnus castus Injekt-

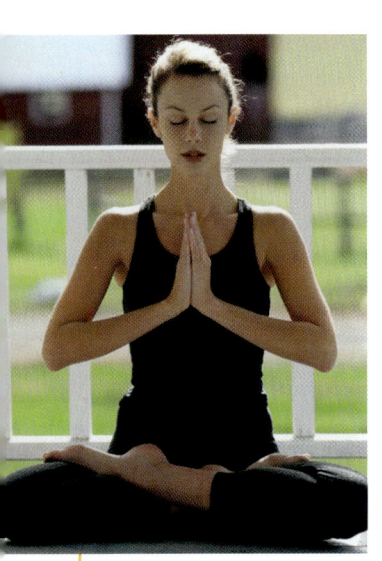

Entspannung hilft, Ängste abzubauen.

Hevert (Trinkampullen) ist bei Myomen in Verbindung mit unregelmäßigen Blutungen und Migräne hilfreich.

5.11   Zysten der Eierstöcke

Zysten gibt es in den verschiedensten Organen, in der Brust, an den Eierstöcken, aber auch in Leber, Niere, Gehirn oder Lunge. Es sind mit Flüssigkeit gefüllte Hohlräume im Gewebe. Sie bestehen also nicht wie die Myome ausschließlich aus Gewebe.

Auch Zysten zählt man zu den Tumoren. Der Begriff Tumor bedeutet zunächst einmal nichts anderes als Schwellung. Dabei wird unterschieden zwischen gutartigen und bösartigen Tumoren. Die überwiegende Anzahl der Zysten gehört zu den gutartigen Tumoren.

Was sind Ovarialzysten?

In jedem Menstruationszyklus kommt es zwischen zwei Regelblutungen zur Bildung einer kleinen Zyste. Das ist das Eibläschen (Follikel), in dem die Eizelle heranreift. Bei entsprechender Größe und Reife kommt es zum Eisprung, das Bläschen wandelt sich zum Gelbkörper (Corpus luteum) und beginnt sofort mit der Bildung des Gelbkörperhormons (Progesteron). Kommt es nicht zur Befruchtung, stellt sich etwa nach drei Tagen die Regelblutung ein und normalerweise sind Follikel und Gelbkörper dann verschwunden.

Bildet sich der Gelbkörper nicht zurück, oder das Eibläschen wächst einfach weiter, kommt es zur Bildung einer Zyste. Das ist eine kleine sackartige Geschwulst mit mehr oder weniger Gewebswasser. Ihr Ursprung ist also die normale Funktion des Eierstocks. Im Wesentlichen sind sie harmlos, nicht bösartig, aber relativ häufig.

Zeigen kann sich die Zyste durch unklare Unterleibsbeschwerden. Dann kann mittels Ultraschall danach geforscht werden. Nicht immer ist eine Zyste mit Ultraschall sichtbar zumachen. Es kann sein, dass sie nicht zu sehen sind, wenn die anatomischen Verhältnisse es nicht erlauben.

In 90 Prozent der Fälle bilden sich Zysten spontan ohne Behandlung zurück. Findet nach acht bis zehn Wochen nicht eine spontane Rückbildung statt, kann es sich um eine echte Neubildung handeln.

Diese Tumoren haben eine festere Konsistenz, können mit Blut, Lymphe, Gewebswasser oder Drüsensekreten gefüllt sein. Da sie auch bösartig sein oder werden können, was glücklicherweise eher selten passiert, ist eine ärztliche Überwachung und möglicherweise eine Operation notwendig.

Durch Gewebeentnahme wird sichergestellt, dass es sich nicht um einen bösartigen Tumor handelt.

Ovarialzysten bergen gewisse Risiken: In seltenen Fällen kann es zu Komplikationen kommen. Da gibt es die Stieldrehung des Ovars mit der Zyste. Der Eierstock dreht sich einmal um seine eigene Achse. Da dabei auch die Blutgefäße verdreht werden, wird das Gewebe nicht mehr ernährt. Das verursacht große Schmerzen und verlangt eine sofortige Operation, da sonst der Eierstock abstirbt.

Eine Zyste kann auch platzen. Es kommt dabei zum Einriss der Zystenwand und zum Erguss des Inhalts in die Bauchhöhle. Meistens ist das ungefährlich. Wenn aber dabei ein Blutgefäß der Zystenwand beschädigt wird, kann es zu massiven Blutungen in die Bauchhöhle kommen. Auch Hormone können durch Zysten gebildet werden, den Zyklus beeinflussen und im Extremfall zu Dauerblutungen führen.

Daher erfordert jede Ovarialzyste, wenn auch die Komplikationen relativ selten sind, eine sorgfältige Beobachtung.

Die Ovarialzyste aus psychologischer Sicht

Ein Leben lang braucht unsere Kreativität geeignete Ausdrucksmöglichkeiten. Was wir leisten und ausdrücken, ändert und entwickelt sich mit dem eigenen Erleben und dem geistigen Wachstum. Diese schöpferische Kraft findet auf der körperlichen Ebene ihre Entsprechung in der Funktion der Eierstöcke, die ständig und kontinuierlich physiologische Zysten, die Follikel, bilden und wieder aufnehmen. Wenn der energetische Fluss der Kreativität seinen Ausdruck findet, sind auch die Eierstöcke gesund. Wird die Energie gedrosselt und gestört, könnte das der Zystenbildung Vorschub leisten.

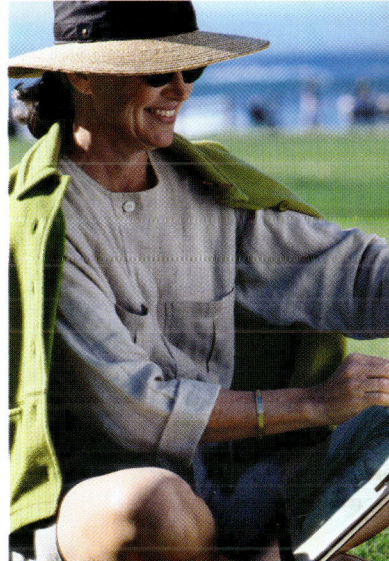

Kreativ sein stärkt das innere Gleichgewicht.

Energieblockaden entstehen zum Beispiel durch Stress. Dieser kann durch negative, aber auch durch positive Belastungen entstehen. Ein positiver Stress kann zum Beispiel ein geliebter Beruf sein, der uns einerseits ausfüllt, andererseits die Ruhepausen vernachlässigen lässt. Es kann die große Liebe und Fürsorge für einen Kranken sein, die uns im Augenblick des Tuns Freude macht, in Wirklichkeit aber viel zu anstrengend ist. Dieser Stress kann, obwohl er im Moment des Geschehens als positiv empfunden wird, Schaden anrichten.

Negativer Stress können ungeliebte Verpflichtungen sein, von denen wir annehmen, uns nicht entziehen zu können. Auch wenn diese Verpflichtungen nicht viel Zeit in Anspruch nehmen, können sie von vornherein bereits stark belasten, weil wir sie nicht gern ausführen.

Wenn Sie unter Zystenbildung leiden, schauen Sie doch einmal, ob derartige Stressfaktoren bei Ihnen bestehen und ob es möglich ist, diese auszuschalten.

Entfernung der Gebärmutter – ja oder nein?

Eine Entfernung der Gebärmutter, die Hysterektomie, wird mittlerweile sehr viel seltener durchgeführt als früher. Gründe für die operative Entfernung der Gebärmutter sind zum Beispiel lang andauernde, schwächende Blutungen, Myome oder Krebserkrankungen.

Nach der Entfernung der Gebärmutter ist der Menstruationszyklus beendet. Auch die Blutversorgung der Eierstöcke ist nach der Operation verändert. Das kann zu einem früheren Beginn der Wechseljahre führen. Viele Frauen bekommen einige Zeit nach der Hysterektomie Hitzewallungen. Das ist vor allem dann der Fall, wenn dabei ein Eierstock entfernt wurde. Es dauert eine Zeit, bis der zweite Eierstock sich nach der Operation erholt hat und die Funktion dann allein übernimmt. Hitzewallungen können aber auch bei Erhalt der Eierstöcke auftreten. Schließlich sprechen einige Anzeichen für einen früheren Beginn von Osteoporose.

Es ist bekannt, dass psychische Störungen nach Operationen an den inneren Geschlechtsorganen der Frau nicht selten sind. Viele Frauen reagieren depressiv oder ängstlich. Durch die veränderte Hormonproduktion der Eierstöcke kann die Lustfähigkeit gestört sein oder ganz ausfallen. Man interpretiert diese Auffälligkeiten als Reaktion auf den Verlust eines sozialen

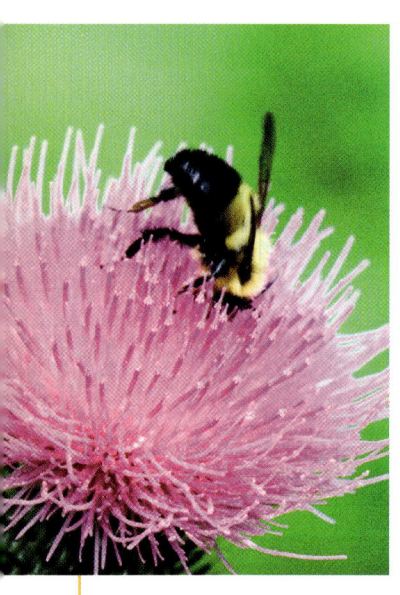
Apis mellifica, Honigbiene

Kontaktorgans von hohem Wert. Da Körper und Geist eine Einheit bilden und die meisten Frauen sich mit ihrer Gebärmutter positiv verbunden fühlen, ist es gut vorstellbar, dass die Entfernung auch Konsequenzen für das weitere Leben in seelischer und körperlicher Beziehung hat. Wenn es keine unbedingte Notwendigkeit für diese Operation gibt, würde ich aus den genannten Gründen dringend davon Abstand nehmen.

Das können Sie tun

Sorgen Sie für eine ausgewogene Ernährung und für psychische Ausgeglichenheit. Die Behandlung von Zysten ist Sache des Arztes. Wenn sichergestellt ist, dass es sich um eine harmlose Zyste handelt, können Sie – immer in Absprache mit dem behandelnden Therapeuten – homöopathische Mittel einsetzen.

HOMÖOPATHIE: Bewährt hat sich eine Kombination aus Apis-Homaccord (allgemeines Zystenmittel), Lymphomyosot (entstaut Schwellungen und Ödeme), Berberis-Homaccord (wirkt entzündungshemmend und damit abbauend) und Ovarialcyste-Injeel. Das zuletzt genannte Mittel wird als Ampulle angeboten und kann getrunken oder vom Therapeuten injiziert werden.

Die Behandlung von Zysten erfolgt niemals ohne den Arzt.

5.12   Zysten der weiblichen Brust

Auch die Brüste reagieren sehr sensibel auf Hormonveränderungen. Wird bei einer Untersuchung eine knotige Veränderung festgestellt, muss zunächst geklärt werden, ob es sich um eine Zyste oder einen Knoten handelt. Eine Zyste ist eine sackartige Geschwulst mit dick- oder dünnflüssigem Sekret.

Daraus können Zellen abgesaugt und analysiert werden. Wenn dabei keine anormalen Zellen gefunden werden, ist keine weitere Behandlung nötig und die Zyste bildet sich nach dem Eingriff zurück. Als Ursache für die Zystenbildung wird ein Ungleichgewicht zwischen Östrogen und Progesteron diskutiert. In der Zeit der Wechseljahre findet in der weiblichen Brust ein Umbau des Gewebes und eine Erweiterung der Milchgänge statt. Dabei können sich Zysten bilden.

Für die Behandlung von Zysten vergleiche Kapitel 5.12.

5.13   Der Beckenboden

Der Arzt hat eine Beckenbodensenkung (Prolaps) diagnostiziert. Der Beckenboden hat an Spannung verloren und hält die Scheide und die Gebärmutter nicht mehr in ihrer ursprünglichen Lage. Die körperlichen Symptome sind Schmerzen, die bis ins Kreuz ziehen können. Was aber bedeutet das für eine Frau und welche Empfindungen löst es aus?

Einige Frauen verspüren Trauer oder Resignation darüber, dass es sie getroffen hat. Dort, wo sie eine Frau sind, fühlen sie sich verbraucht, alt oder gar unattraktiv für den Mann. Wodurch entsteht nun so eine Senkung? Oft stellt sich in der Lebensmitte, also in der Zeit des Klimakteriums, durch den Verlust der hormonellen Unterstützung für die Scheide und die unteren Harnwege auch der Verlust der Spannung des Beckenbodens ein. Wenn ein geschwächter Beckenboden nach Entbindungen nicht behandelt wurde, ist die Gefahr umso größer. Auch Übergewicht fördert eine Senkung.

Es gibt aber auch einen seelischen Zusammenhang: Auffallend ist, dass Frauen mit Beckenbodenproblemen oft Frauen „höchster Güte" sind. In besonders ausgeprägter Weise besit-

Häufige Geburten und eine Anlage zu Bindegewebsschwäche erhöhen das Risiko.

zen sie die Fähigkeit des Sich-Öffnen-Könnens. Sie haben stets ein offenes Ohr für die Belange und Nöte ihrer Mitmenschen, sind in der Lage, diese aufzunehmen und mit ihnen zu teilen. Aber in ihrem großen Verständnis geben sie leicht zu viel von sich selbst und werden manchmal ausgenutzt. Körperlich kann sich das als eine Senkung der Beckenorgane niederschlagen.

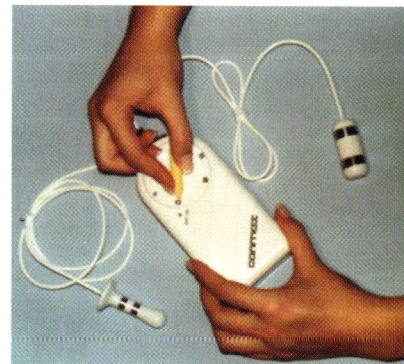

Elektrosimulationsgerät zur Stärkung der Beckenbodenmuskeln.

Somit ist ein weicher Beckenboden eher eine Auszeichnung, ein Zeichen für die Fähigkeit, sich anderen gegenüber öffnen zu können. Diese Fähigkeit ist von großem Wert und sie aufzugeben wäre ein großer Verlust.

Trotzdem sollte keine Chance ungenutzt bleiben, den Beckenboden zu stabilisieren. Er ist unsere weibliche Basis. Wir können ihn erspüren und ganz bewusst kräftigen.

Mit spezieller Gymnastik, Sport und den Heilmitteln der Homöopathie können Sie die Spannung in Ihrem Becken wieder aufbauen und dauerhaft erhalten.

Den Teil der Muskulatur im Becken, den man nicht willentlich anspannen kann, kann man durch Elektrostimulation wieder aktivieren. Dazu wird ein tamponähnliches Gerät, das schwache elektrische Reize abgibt, in die Scheide eingeführt (siehe Abbildung). Fragen Sie Ihren Frauenarzt nach dieser Behandlungsmöglichkeit.

Unter Umständen kann eine Operation unumgänglich sein. Ein neues, schonendes Verfahren (Petros-Goeschen-Verfahren) ist entwickelt worden, bei dem die Beckenorgane weitestgehend erhalten bleiben. Dieses Verfahren ist eine sehr schonende Methode, ein Klinikaufenthalt von ein bis drei Tagen reicht aus.

Sport für mehr Spannung

Es gibt inzwischen Spezialkurse, die ein differenziertes Wissen in der Anatomie der verschiedenen Formen der Beckenbodenschwäche und deren Auswirkungen vermitteln und die die Bedeutung des Beckenbodens der Frau aus pädagogisch-psychologischer Sicht betrachten. Dafür gibt es speziell ausgebildete Übungsleiter. Adressen erhalten Sie bei Ihrer Krankenkasse und an Universitätskliniken.

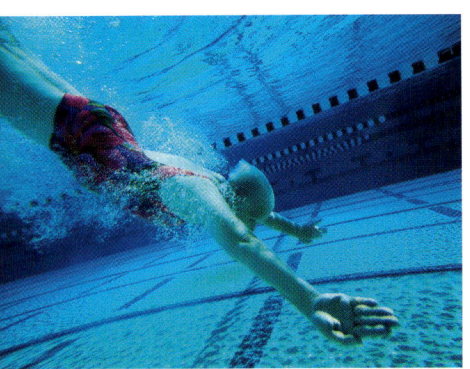

Schwimmen kräftigt den Beckenboden.

Zusätzlich bekommen Sie in jeder krankengymnastischen Praxis Anleitungen für allgemeines Verhalten, für Stehen und Gehen, für Heben und Tragen und für alle Tätigkeiten im Haushalt, bei denen Sie Ihren Beckenboden einsetzen und trainieren können. Die Übungen stärken nicht nur die Beckenbodenmuskulatur, sondern erhöhen auch die Durchblutung der Vagina, der Harnblase und der Harnleiter.

Bedenken Sie bei der Wahl der Sportart: Walking, Tischtennis, tänzerische Gymnastik, Schwimmen und Reiten sind Sportarten, die den Beckenboden stärken. Sportarten wie Joggen, Tennis, Volleyball, Aerobic oder Fitnesstraining nach Musik beinhalten beckenbodenbelastende Elemente.

Das können Sie tun

Für den Aufbau der Muskeln ist Training das A und O. Zusätzlich gibt es homöopathische Arzneimittel und Heilpflanzen, die die Durchblutung verbessern und das Gewebe kräftigen.

HOMÖOPATHIE: Ovarium compositum sorgt für eine gute Durchblutung des Gewebes. Es kann kombiniert werden mit Aletris comp.-Hevert, welches das Bindegewebe kräftigt und daher bei Senkung von Scheide und Gebärmutter eingesetzt wird.

PHYTOTHERAPIE: Himbeerblättertee stärkt Knochen und Bindegewebe und somit auch den Beckenboden.

5.14 Blasenschwäche

Auch Blasenprobleme können zum Teil durch hormonelle Störungen ausgelöst werden. Sie sind zwar keine lebensbedrohenden Erkrankungen, dennoch können sie sehr belasten und die Lebensqualität einschränken.

Bei einer Blasenstörung liegt entweder eine krankhafte Übererregbarkeit des Blasenmuskels (hyperaktive Blase) oder eine Schwäche des Schließmuskelsystems zugrunde.

Eine hyperaktive Blase verursacht die Dranginkontinenz mit plötzlich auftretendem, starkem Harndrang mit oder ohne Urinverlust. Als Auslöser gelten Harnwegsinfektionen, hormonelle Störungen oder neurologische Grunderkrankungen.

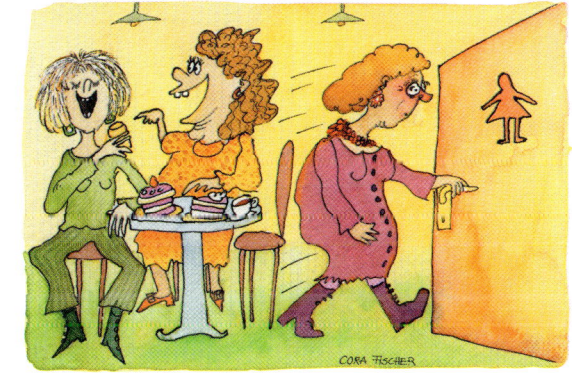

Ist der Blasenschließmuskel zu schwach, um das Wasser halten zu können, zum Beispiel nach Geburten, Verletzungen oder schwerer körperlicher Arbeit, kann es bei plötzlicher körperlicher Anstrengung oder beim Niesen, Lachen oder Husten zum unfreiwilligen Abgang von Urin kommen. Diese Form wird Stressinkontinenz genannt.

Häufiges und nächtliches Wasserlassen hingegen kann auf eine Störung der Nervenverbindung zwischen Blase und Gehirn hindeuten: Das Gehirn kann den Harndrang nur ungenügend kontrollieren. Diese Form wird Dranginkontinenz genannt. Nächtlicher Harndrang kann jedoch auch ein Hinweis auf eine Herzschwäche sein.

Die genannten Formen können sich auch überschneiden. Man spricht dann von gemischter Inkontinenz. Es kann auch sein, dass der Uterus auf die Blase drückt und es dadurch zu einer relativen Harninkontinenz kommt.

Das können sie tun

Wie immer sind eine gesunde Ernährung und Bewegung sinnvoll. Schränken Sie den Konsum koffeinhaltiger Getränke ein. Oft leiden Frauen nur nach Kaffee- oder Teegenuss unter einer Stressinkontinenz. Selbst entkoffeinierter Kaffee wirkt harntreibend.

Beckenbodengymnastik unter fachlicher Anleitung hilft auch bei Blasenschwäche (vgl. Kapitel 5.13).

HOMÖOPATHIE: Klimakt-Heel kombiniert mit Aletris comp.-Hevert kräftigen Beckenboden und Harnapparat.

PHYTOTHERAPIE: Wegerich ist eine Heilpflanze gegen Blasenschwäche und Reizblase. Er ist Bestandteil von Enuresis-Hevert Tropfen. Auch Hevert Blasen-Nieren-Tee kann helfen.

Übergewicht muss zur Entlastung des Beckenbodens konsequent abgebaut werden.

5.14 Blasenentzündung

Begünstigt durch eine kurze Harnröhre ist die Blasenentzündung (Zystitis) eine typische Erkrankung von Frauen. Die Harnröhre eines Mannes ist bedeutend länger und bietet dadurch viel größeren Widerstand gegen aufsteigende Infektionserreger und somit gegen Entzündungen. Wenn im Klimakterium die gesamte Beckenregion geschwächt und nicht gut durchblutet ist, können Blaseninfekte häufiger werden. Typische Beschwerden der Blasenentzündung sind häufiger Harndrang und intensives Brennen in Harnröhre und Blase, dabei entleert sich nur wenig Urin.

Selten steigt eine Infektion höher und es kommt zu einer Beteiligung der Nieren. Sollte die Blasenentzündung nicht innerhalb weniger Tage wieder abklingen, sollten Sie einen Arzt hinzuziehen.

Das können Sie tun

Sehr viel trinken! Am besten sind Blasentee und Mineralwasser. Vitamin C, morgens und abends je ein Gramm, stärkt die Abwehr. Wenig Zucker! Das entzieht den Bakterien den Nährboden. Halten Sie Füße und Blase immer warm.

Heilpraktiker sagen: die erkrankte Blase ist eine große Träne, die noch nicht geweint ist. Kann es sein, dass Sie Ihrem Kummer keinen freien Lauf lassen und die Wunden Ihrer Vergangenheit nicht abschließend ausheilen lassen? Lassen Sie das Leben ruhig fließen. Genießen und entspannen Sie und lassen Sie jeden neuen Tag mit Freude auf sich zukommen. Das

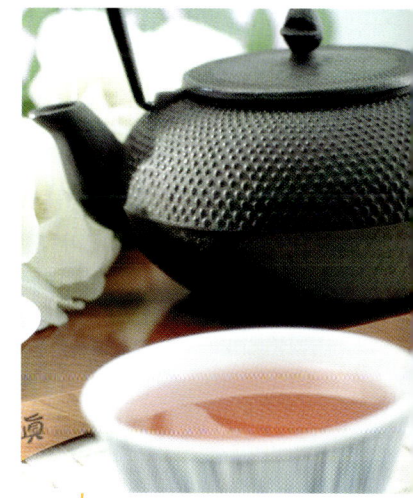

Bei Blasenentzündung viel trinken, am besten wamen Kräutertee.

geht aber nur, wenn Sie von der quälenden Altlast endlich Abschied genommen haben. Blasen- und Nierenprobleme resultieren häufig aus Beziehungsproblemen. Wer oft unter Harnwegsinfekten leidet, sollte ernsthaft darüber nachdenken, was geändert werden muss.

HOMÖOPATHIE: Berberis ist ein homöopathisches Einzelmittel gegen Entzündungen der Harnwege. Es ist gemeinsam mit Colocynthis (krampflösend) und Veratrum (kreislaufstärkend) in Berberis-Homaccord enthalten. Dazu kann Reenel eingenommen werden, es hemmt die Entzündung. Spascupreel lindert Krämpfe und reduziert dadurch die Schmerzen.

PHYTOTHERAPIE: Preiselbeeren enthalten einen Stoff, der die Bakterien daran hindert, sich an der Blasenwand festzusetzen. Sie senken somit das Risiko von wiederholten Infektionen. Es gibt spezielle Preiselbeerkapseln in der Apotheke (z.B. Preisel-San), die vorbeugend eingenommen werden können.

5.16 Verdauungsstörungen

Sehr häufig leiden Frauen in der Lebensmitte unter Verdauungsproblemen, insbesondere unter Blähungen, Völlegefühl und Verstopfungen.

Das Sonnengeflecht, der Solarplexus, ist unser Nervengeflecht im Bauchraum, unser großes emotionales Zentrum. Dieses Zentrum muss gestützt werden, wenn Verdauungsprobleme geheilt werden sollen, denn diese Region beeinflusst alle Verdauungsorgane, den Magen, die Leber, die Gallenblase, die Bauchspeicheldrüse und den Darm.

Damit das Nervengeflecht einwandfrei funktionieren kann, muss ein Gleichgewicht herrschen zwischen unserem Selbstwertgefühl und der Verantwortung anderen gegenüber. Wenn

wir uns zu sehr für das Wohl-
befinden anderer verantwortlich fühlen, aber auch, wenn
wir es ganz vermeiden, Verantwortung zu übernehmen,
wird der Solarplexus negativ
beeinflusst. Ein gesundes
Mittelmaß zu finden, ist die
Lebenskunst. Wenn wir im
Hinblick auf unsere Bezie-
hungen, unseren Körper,
unser Zuhause und unsere
tägliche Arbeit zufrieden und
ausgefüllt sind, uns bewegen,
gesund ernähren und viel

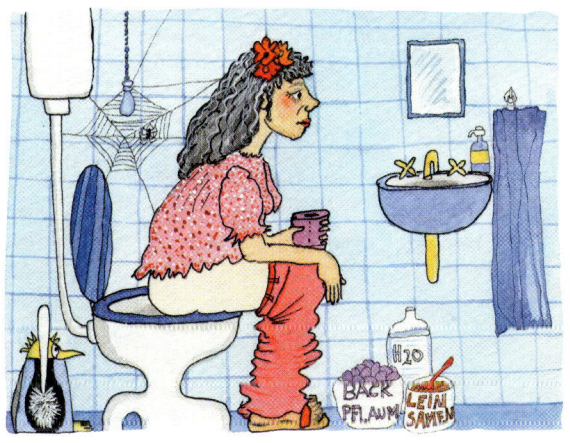

trinken, ist auch unser emotionales Zentrum ausgeglichen und
die Verdauung geregelt. Es sei denn, es liegen schwerwiegende
Krankheiten im Magen-Darm-Trakt vor.

In den Wechseljahren kann es auch Verdauungsprobleme
durch einen Mangel an Verdauungsenzymen geben. Durch
entsprechende Untersuchungen können diese bestimmt und
dann im Form von Präparaten zugeführt werden.

Das können Sie tun

Viel Bewegung, eine gesunde, ballaststoffreiche Ernährung
und viel trinken (2 – 3 Liter am Tag)! Entspannungsübungen
können helfen.

HOMÖOPATHIE: Koliktropfen regulieren bei Magen-Darm-
Krämpfen die Magen-Darm-Funktionen. Leber-Galletropfen
helfen bei Verdauungsstörungen, indem sie die Verdauung
und den Gallefluss regulieren. Magen-Darmtropfen wirken

Vorsicht vor Abführmitteln, auch pflanzliche sind nicht für den Dauergebrauch bestimmt.

beruhigend auf den Magen-Darm-Bereich. (Alle drei Mittel von Cosmochema.)

PHYTOTHERAPIE: Fenchel, Anis und Kümmel sind hervorragende Heilpflanzen für eine geregelte Verdauung. Sie können als Teemischung oder einzeln angewendet werden. Auch Leinsamen und indischer Flohsamen sind hilfreich.

5.17 | Herz und Kreislauf

Herz-Kreislauf-Erkrankungen stehen in Deutschland an der Spitze der Todesursachenstatistik. Verschiedene Krankheitsbilder verbergen sich hinter diesem Sammelbegriff: Herzinfarkt, Angina pectoris (Herzenge), Schlaganfall (Gehirnschlag), Embolien (Ablösung und Wanderung eines Blutgerinnsels) und die Schaufensterkrankheit (Durchblutungsstörungen in den Beinen).

Die gemeinsame Ursache all dieser Erkrankungen ist eine Verkalkung der Arterien mit Verhärtung, Verdickung und Elastizitätsverlust: die Arteriosklerose. Sie entwickelt sich über viele Jahre unbemerkt, bis sie dann die Blutgefäße verengt hat und das Blut nicht mehr ungehindert fließen lässt. Die Arterien können verstopfen, Blutpfropfen können sich lösen und mit dem Blut in Herz, Gehirn oder Lunge gelangen. Dort können sie eine Arterie verschließen und dadurch einen Infarkt auslösen. Durch den behinderten Blutfluss in den Gefäßen kommt es zum Bluthochdruck, der Hypertonie. Umgekehrt kann aber auch hoher Blutdruck ursächlich an der Arteriosklerose beteiligt sein.

Erkrankungen des Herz-Kreislauf-Systems treten bei Frauen rund 15 Jahre später auf als bei Männern, etwa um das 65. Lebensjahr. Dennoch müssen Herz-Kreislauf-Probleme im oder nach dem Klimakterium nicht zwangsläufig auftreten. Der Grund für das höhere Erkrankungsalter der Frau liegt darin, dass Östrogene vor den Wechseljahren einen großen Schutz bieten. Sie wirken dabei in zweifacher Hinsicht: Zum Einen halten sie die Gefäßwände glatt und dehnbar. Zum Anderen erhöhen sie die Konzentration des HDL-Cholesterins. Dies ist die Form des Cholesterins, in der es zur Leber transportiert und dort entsorgt wird. Eine hohe Konzentration an HDL heißt also, dass viel Cholesterin hinausbefördert wird. Im Gegenzug dazu bewirken Östrogene eine Verminderung des LDL, der Form des Cholesterins, welche in den Gefäßen abgelagert wird.

Cholesterin ist die Grundsubstanz der Gallensäuren und der Steroidhormone (Östrogene, Gestagene, Androgene). Es ist ein lebenswichtiger Stoff, der in der richtigen Zusammenset-zung vorhanden sein muss. Das LDL sollte unter 160 mg/dl lie-gen. Ist bereits ein Risikofaktor aufgetreten (z.B. Bluthoch-druck), sollte der Wert 130 mg/dl nicht überschreiten. Hat sich noch eine Zu-ckerkrankheit (Diabetes) dazugesellt, sollte der Wert unter 100 mg/dl liegen.

Der HDL-Wert sollte mindestens 35 mg/dl betragen, ein höherer Wert ist wünschenswert, um das Risiko für Herz-Kreislauf-Erkrankungen zu verrin-gern.

Jede Frau in den Wechseljahren soll-te ihren Herz-Kreislauf-Status ärztlich beurteilen lassen. Dazu gehören eine sorgfältige Befragung durch den Arzt, eine körperliche Untersuchung, ein EKG, eine Blutdruckmessung und eine Blutfettanalyse. Dabei erfahren Sie auch, wie es um die beiden Cholesterin-werte steht.

RISIKOFAKTOREN FÜR HERZ-KREISLAUF-ERKRANKUNGEN

- hoher Blutdruck
- sitzende Tätigkeit, kein ausgleichender Sport
- Rauchen
- hohe Konzentration der Aminosäure Homozystein im Blut
- hoher Cholesterinspiegel
- hoher Triglyzeridspiegel
- Übergewicht
- Zahnfleischerkrankungen
- Diabetes mellitus
- schwere Depressionen

In der Tabelle auf Seite 105 sind Faktoren aufgelistet, die auf ein erhöhtes Risiko für Herz-Kreislauf-Erkrankungen schließen lassen. Treffen mehrere dieser Aussagen auf Sie zu? Dann sollten Sie Ihren Arzt auf eine sinnvolle Prophylaxe ansprechen. Denn Gefäßschäden kann man glücklicherweise vorbeugen. Bereits bestehende Schäden sind nur zum Teil rückgängig zu machen.

Das können Sie tun

Wichtig ist eine gesunde Ernährung (vgl. Seite 24). Die richtige Balance zwischen ungesättigten Fettsäuren aus pflanzlichen Lebensmitteln und Fisch und den gesättigten Fettsäuren tierischen Ursprungs aus Fleisch, Wurst, Butter und Käse gewinnt in den Wechseljahren zunehmend an Bedeutung. Lassen Sie die Pfunde purzeln! Dass Sport das Herz stärkt ist erwiesen. Auch seelische Ausgeglichenheit ist gut für das Herz. Versuchen Sie, das Rauchen aufzugeben. Schränken Sie auch Ihren Alkoholkonsum ein, auch wenn ein Glas Wein gelegentlich keinen Schaden anrichtet.

Omega-3-Fettsäuren (Fischsäuren) bewirken eine Erweiterung der Blutgefäße und eine verbesserte Fließfähigkeit des Blutes. Sie wirken der Entstehung der Arteriosklerose entgegen. Es gibt Präparate zur Nahrungsergänzung. Natürlicherweise sind Omega-3-Fettsäuren im Fisch enthalten.

DIE BEHANDLUNG VON HERZ-KREISLAUF-ERKRANKUNGEN GEHÖRT IN DIE HÄNDE EINES ARZTES. Die beschriebenen Maßnahmen sind nur zusätzlich in Abstimmung mit Ihrem Arzt beziehungsweise zur Vorbeugung gedacht. Bei Schmerzen in der Herzgegend, die in die Arme, den Oberbauch oder die Halsgegend ausstrahlen ist eine ärztliche Abklärung zwingend notwendig. Wenn keine Besserung erfolgt oder bei Ansammlung von Wasser in den Beinen ist ein Arztbesuch dringend zu empfehlen, um die Therapie abzustimmen.

HOMÖOPATHIE: Aurumheel stärkt das Herz bei nervös bedingten Störungen, Cralonin hilft bei leichter Herzinsuffizienz und erleichtert die Beschwerden bei Angina pectoris. Selenium-Homaccord lindert Hirnleistungsstörungen, die durch Arteriosklerose entstanden sind.

PHYTOTHERAPIE: Bomacorin ist ein Weißdornpräparat, welches bei leichten Störungen hilfreich ist. Hevert Herz-Kreislauftee enthält Weißdorn, Melisse und Rosmarin und ist daher gut für das Herz. Knoblauch in Form von Kapseln oder als Zutat im Essen schützt und regeneriert die Blutgefäße.

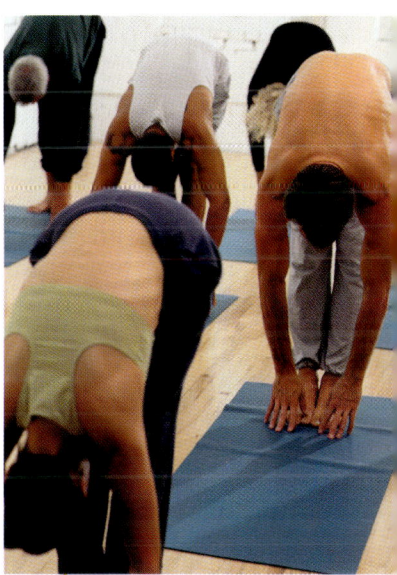

Täglich eine Zitrone ist empfehlenswert. Sie schmeckt zwar sauer, wird aber basisch verstoffwechselt. Sie wirkt regulierend auf unser Cholesterin.

Sehr gut wissenschaftlich untersucht ist inzwischen die Tomate. Sie steckt voller Vitalstoffe und ist reich an Lycopen. Dieser Stoff schützt vor Krebs, Herzinfarkt, Altersblindheit und Nierenleiden, indem er als Radikalfänger fungiert. Die so genannten freien Radikale entstehen im Zuge des Stoffwechsels. Sie zerstören die Zellumhüllungen und können die Erbinformationen schädigen.

Gymnastik hält das Herz fit.

Nicht zu vergessen der Ginkgo-Baum. Ginkgo ist weltweit anerkannt als effektives Mittel bei Störungen des Gehirnstoffwechsels. Es gibt zahlreiche Präparate in der Apotheke.

5.18 | Krampfadern

Durchblutungsstörungen sind eine Volkskrankheit geworden. Jeder achte Bundesbürger leidet an einer chronischen Venenschwäche. Viele Frauen entwickeln bereits während einer Schwangerschaft Krampfadern (Varizen) und in der Zeit des Klimakteriums sind ebenfalls recht viele betroffen. Krampfadern sind keine typische Erscheinung der Wechseljahre, da sie nur zum Teil hormonbedingt sind. Hauptursachen sind Veranlagung zu Bindegewebsschwäche, Übergewicht und Rauchen.

Krampfadern sind geschwächte Venen, die nicht mehr genug Kraft haben, das Blut zum Herzen rückzuführen. Die Venen in den Beinen sind sehr anfällig. Sie müssen gegen die Schwerkraft arbeiten und liegen am weitesten vom Herzen entfernt. Schlauchförmig geschlängelt weiten sie sich aus und liegen dann gut sichtbar an den Beinen und können Schmerzen und Müdigkeit verursachen, besonders nach einem anstrengenden Arbeitstag. Die Neigung zur Venenschwäche ist erblich.

Das können Sie tun

Wenn die Beine schmerzen, legen Sie sie hoch, über das Hüftniveau hinaus. Auch Stützstrümpfe bringen Erleichterung. Am sinnvollsten schlüpfen Sie in eine Stützstrumpfhose, lagern die Beine danach zwei Minuten hoch an die Wand und das Blut kann aus den geschwollenen Venen zurück zum Herzen fließen. Wenn möglich das Fußende des Bettes hochstellen, aber nur wenn keine Herzerkrankungen oder nächtliche Atembeschwerden vorliegen.

Für vernünftiges Schuhwerk sind Ihre Füße und Beine Ihnen sicherlich dankbar. Achten Sie auf Ihr Gewicht. Über-

Das Bindegewebe von Frauen ist lockerer, daher kommen Krampfadern häufiger vor als bei Männern.

flüssige Pfunde üben mehr Druck auf die Beine aus. Sorgen Sie für regelmäßige Bewegung.

Die Kleidung sollte nirgends zu eng sein. Enge Kleidung, besonders Gürtel, die zu eng getragen werden oder Slips, die am Oberschenkel einschneiden, wirken wie eine Aderpresse und stauen das Blut in den Beinen.

Verschiedene Operationstechniken bringen Hilfe. Häufig bilden sich die Krampfadern danach aber neu.

Homöopathische Präparate eignen sich zur zusätzlichen Behandlung.

HOMÖOPATHIE: Blutgefäßtropfen Cosmochema fördern die periphere Durchblutung und bessern dadurch die Beschwerden. Hämorrhoiden sind ebenfalls Krampfadern; wenn Stauungen und Schmerzen bei Hämorrhoiden vorliegen, helfen Hämorrhoidal-Zäpfchen Cosmochema. Sie unterstützen die Rückbildung und lindern Schmerzen.

PHYTOTHERAPIE: Für die äußerliche Anwendung eignet sich Hamamelis-Salbe. Sie lindert die Schmerzen und entstaut.

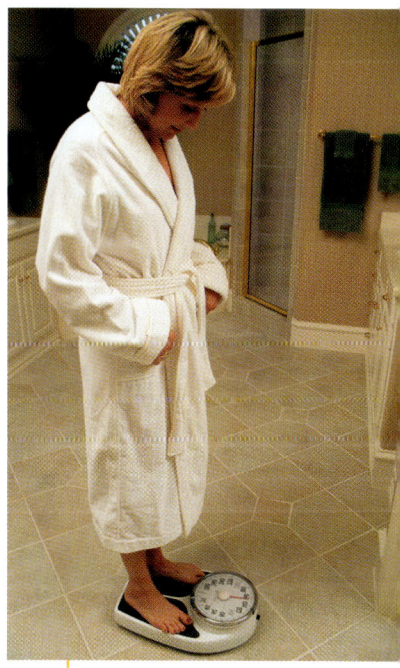

Bei Krampfadern: Unbedingt Übergewicht abbauen!

5.19 Osteoporose

Osteoporose, zu deutsch der Knochenschwund, wird mehr und mehr zum Schreckgespenst der Wechseljahre. Diese Erkrankung ist aber keine zwangsläufige Folge des Absinkens der Hormone in den Wechseljahren. Unterschiedliche Studien kommen zu unterschiedlichen Angaben, was die Häufigkeit der Erkrankung nach den Wechseljahren anbelangt. Zahlenangaben sind also wohl mit Vorsicht zu betrachten. Dennoch ist die Osteoporose ein ernst zu nehmendes Problem.

Osteoporose ist eine Erkrankung des Skelettsystems. Vor allem Frauen sind betroffen. Sie leiden acht- bis zehnmal so häufig darunter wie Männer, denn Männer haben eine höhere Skelettmasse, keinen Östrogenabfall in den Wechseljahren und keine Belastung durch Schwangerschaft und Stillzeit.

Charakteristisch ist eine Verminderung der Knochenmasse und eine gestörte Knochengewebestruktur. Dabei werden die Knochen nicht kleiner, sondern verlieren an Dichte, werden poröser und die Bruchgefahr steigt.

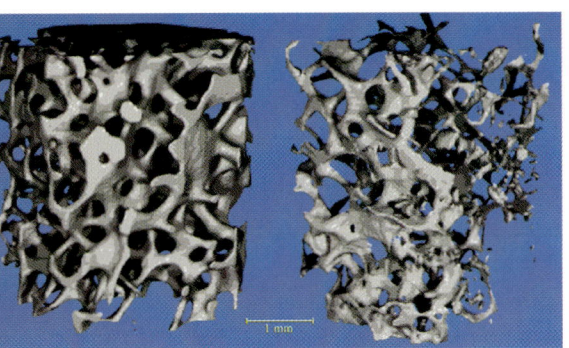

Struktur eines gesunden (links) und eines osteoporotischen Knochens (rechts)

Unser Skelett hat wichtige Aufgaben: Es ermöglicht zusammen mit der Skelettmuskulatur kontrollierte Bewegungen. Für die im Knochenmark laufenden Nervenstränge bildet die Wirbelsäule einen optimalen Schutz. Schließlich dienen unsere Knochen als Speicher für wichtige Mineralien wie Phosphor, Kalzium, Natrium, Kalium und Magnesium.

Unsere Knochen sind ein lebendiges Gewebe, welches einem ständigen Auf- und Abbau unterliegt. Verantwortlich für diesen Auf- und Abbau sind zwei verschiedene Zellarten: die Osteoblasten bauen den Knochen auf, die Osteoklasten bauen den Knochen ab. Bis etwa zum 35. Lebensjahr überwiegt der Knochenaufbau. Danach beginnt, auch beim gesunden

Menschen schleichend die gesteigerte Aktivität der Osteoklasten und der Knochenabbau überwiegt. Dafür hat man bis heue keine genaue Erklärung.

Im Zentrum des Geschehens: Kalzium

Kalzium gibt dem Knochen die nötige Stabilität und ist ganz eng mit dem Knochenstoffwechsel verbunden. Dabei sind 99,9 Prozent des Kalziums in den Knochen lokalisiert. Kalzium hat aber noch andere wichtige Funktionen: Es spielt eine große Rolle bei der Reizleitung im Nervensystem, bei der Blutgerinnung und bei der Kontraktion der Muskeln. Schließlich wird Kalzium bei der Aktivierung verschiedener Enzyme gebraucht. Auf Zellebene ist es zur Stabilisierung der Zellbegrenzungen, der Zellmembranen, notwendig.

Ist nicht genug Kalzium im Blut, holt es sich der Körper aus den Knochen.

Damit Kalzium all diese Funktionen erfüllen kann, muss die Konzentration im Blut sehr genau gesteuert werden. Dazu sind eine Reihe von Hormonen notwendig: Parathormon, Vitamin D, Kalzitonin, Östrogene, Kortison und Schilddrüsenhormone. Kommen diese Stoffe in ein Ungleichgewicht, droht eine Stimulierung des Knochenabbaus. Das kann beispielsweise nach der Menopause passieren, wenn die Östrogenproduktion vermindert ist. In der nebenstehenden Tabelle sind die Faktoren aufgelistet, die zu einem erhöhten Osteoporose-Risiko führen.

Auch bestimmte Medikamente oder Therapien bergen ein Risiko, dazu gehören: eine unbehandelte Schilddrüsenüberfunktion oder zu hoch dosierte Medikamente gegen eine Unterfunktion der Schilddrüse, eine Kortisontherapie, zum Beispiel bei Krebserkrankungen oder Asthma bronchiale, eine Heparintherapie, zum Beispiel bei Gerinnungsstörungen und Thrombosen oder eine Interferontherapie, zum Beispiel bei Hepatitis C.

RISIKOFAKTOREN DER OSTEOPOROSE

▼

▶ frühe Menopause oder späte Pubertät
▶ familiäre Häufung der Erkrankung
▶ Bewegungsmangel
▶ Vitamin-D-Mangel, zu wenig Sonnenlicht
▶ Fehlernährung
▶ Lebensweise: Alkohol und Rauchen
▶ Diabetes mellitus (Zuckerkrankheit)
▶ Magen-Darm-Erkrankungen
▶ unbehandelte Schilddrüsenüberfunktion
▶ Medikamente wie Kortison, Heparin, Schilddrüsenhormone

Was passiert, wenn der Knochen schwindet?

Die Körpergröße nimmt bei Osteoporose über das im Alter normale Maß ab, da die Wirbelsäule in sich zusammensackt. Die Arme hingegen bleiben in ihrer Länge erhalten, so dass sie, relativ gesehen, länger aussehen. Haltungsschäden und Rundrückenbildung sind die Folgen. Wenn die Wirbelsäule sich verkürzt, bildet die Muskulatur am Rücken Falten, die in ihrer Anordnung einem Tannenbaum gleichen (Tannenbaumphänomen).

Insgesamt bestehen meist Schmerzen im Bereich der Brust- und Lendenwirbel. Bei schweren Haltungsschäden berühren die Rippenbögen die Beckenkämme, was Reibungsschmerzen verursacht und oft fälschlicherweise als Darmerkrankung gedeutet wird. Durch den nach unten wirkenden Druck kann sich die Bauchdecke vorwölben, auch ohne dass Übergewicht besteht.

Sind die Knochen porös, ist nicht zuletzt auch das Risiko von Knochenbrüchen, insbesondere am Oberschenkelhalsknochen, erhöht.

Das können Sie tun

Regelmäßige Bewegung ist ein absolutes Muss. Wer drei Wochen bettlägerig ist, kann fünf Prozent seiner Knochenmasse verlieren. Für Menschen, die bereits erkrankt sind, gibt es spezielle Osteoporose-Gymnastikkurse.

Zur Vorbeugung ist auf die Ernährung zu achten. Sie sollten 1 200 – 1 500 Milligramm Kalzium mit der Nahrung aufnehmen. Um 1 000 Milligramm Kalzium aufzunehmen, reichen beispielsweise 0,5 Liter Milch und 40 Gramm Emmentaler. Bei Sojaprodukten ist der Kalziumgehalt meist auf der Verpackung angegeben.

Möglichst wenig Fertiggerichte und Colagetränke zu sich nehmen! Sie enthalten viel Phosphor, welches die Verwertung von Kalzium erheblich erschwert.

Wer keine Milch- oder Sojaprodukte verträgt, kann mit Kalziumtabletten für eine ausreichende Zufuhr sorgen. Achten Sie darauf, dass auch Vitamin D in dem Präparat enthalten ist. Das ist nötig für die Kalziumaufnahme aus dem Darm. Grundlegend ist anzuraten, die Einnahme solcher Präparate mit einem Therapeuten abzusprechen. Bei überhöhter Kalziumaufnahme kann es zu Magen-Darm-Beschwerden kommen, bei Überdosierung von Vitamin D zu Herzrhythmusstörungen, Übelkeit, Erbrechen, Gewichtsverlust oder Nierensteinbildung.

Ein ganz wichtiger Faktor: Achten Sie darauf, dass Sie nicht übersäuert sind (vgl. Kapitel 2.4). Zum Vergleich: Wenn der Boden sauer ist, wird Kalk, Kalziumcarbonat, gestreut. Kalk zieht die Säuren aus dem Boden und dieser erholt sich. Wenn der Körper übersäuert ist, holt er sich den Kalk aus den Knochen, um die Körperfunktionen aufrecht erhalten zu können. Dann fehlt dem Knochen langfristig Kalzium und es entsteht schleichend das Krankheitsbild der Osteoporose.

Wie steht es mit Vollkornprodukten? Getreide, beispielsweise Hafer, Weizen oder Roggen, enthält Phytin. Dieses bildet mit dem Kalzium unlösliche Salze und vermindert dadurch die Kalziumausnutzung. Da Phytin in den randnahen Schichten des Getreidekorns sitzt, enthalten Vollkornprodukte besonders viel Phytin. Andererseits haben Vollkornbrote aber

Sport baut die Knochen auf.

einen höheren Kalziumgehalt als helle Brote, daher ist nicht grundsätzlich von Vollkorn abzuraten. Bei Weizenkleie, die viele Frauen als Abführmittel benutzen, ist jedoch Vorsicht geboten. Sie verbraucht viel Kalzium.

Ein gesundes Mittelmaß ist angebracht. Von jedem etwas, das ist sicherlich nicht falsch. Jede Tendenz zum einseitigen Essen und Trinken hat negative Auswirkungen auf die Kalziumversorgung und fördert die Osteoporose. Versuchen Sie, kalziumreiche pflanzliche Lebensmittel in Ihren tägliche Speiseplan zu integrieren (siehe Tabelle). Mineralwasser sollte einen Kalziumgehalt von 150 mg/l haben!

KALZIUMREICHE LEBENSMITTEL

- ▶ Nüsse und Mandeln
- ▶ Broccoli
- ▶ Fenchel
- ▶ Porree
- ▶ Schwarzwurzeln
- ▶ Löwenzahn
- ▶ frische Kräuter

Als sehr wirksam wird die Einnahme von Kieselsäure empfohlen. Dieses Mineral ist ein Nähr- und Aufbaustoff für Knochen und Knorpel.

HOMÖOPATHIE: Ovarium compositum reguliert den Östrogenspiegel und kann daher vorbeugend, aber auch therapeutisch eingesetzt werden. Zusätzlich verbessert Calcoheel den Einbau von Kalzium in das Knochengewebe. Alternativ kann Hevert-Vitan-N gewählt werden. Es ist sowohl zur Therapie als auch zur Vorbeugung geeignet. Es enthält Mineralien und Vitamine, fördert den Knochenaufbau und stärkt gleichzeitig das Immunsystem.

PHYTOTHERAPIE: Himbeerblättertee ist reich an Kalzium und stärkt die Knochen und den Beckenboden. Auch Brennnesseln und Acker-Schachtelhalm sind Kalziumquellen. Schließlich eignen sich Phytohormone für die Behandlung der Osteoporose (vgl. Kapitel 4.3).

3.20 | Falten und Zellulitis

Ob die Haut straff wirkt oder eher faltig hängt mit dem Zustand der Kollagenschicht in unserer Haut zusammen. Wenn die Östrogenkonzentration sinkt, wird weniger Kollagen gebildet. Dadurch wird die Kollagenschicht dünner. Im Vergleich dazu wirkt die Oberhaut größer und bildet daher Falten. Heutzutage steht eine Vielzahl wirksamer Präparate zur Verfügung, die helfen können, die Haut neu zu beleben und den Falten vorzubeugen.

In den Wechseljahren besteht der Schlüssel zu einer jünger aussehenden Haut darin, nicht zu rauchen, zu viel Sonnenlicht zu meiden und ausreichend Antioxidantien in Form von Vitaminen mit der Ernährung zuzuführen oder einzunehmen.

Raucherinnen haben eine blassere Hautfarbe und mehr Falten und Linien als Nichtraucherinnen. Das ist der Effekt des Nikotins. Es verursacht eine schlechte Hautdurchblutung und infolge dessen kommen zu wenig Nährstoffe in die Haut. Auch die Eierstöcke können geschädigt werden. Das führt dann zu einem niedrigen Östrogenspiegel und das wiederum beeinträchtigt den Erhalt der Elastin- und Kollagenfasern.

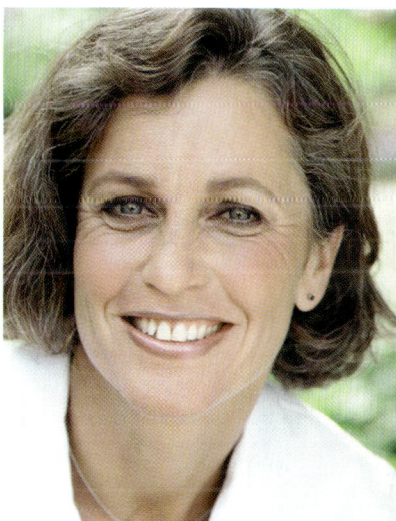

Die Bildung von Falten lässt sich verzögern, aber nicht verhindern.

Sonnenschäden führen dazu, dass die Haut Spannkraft und Elastizität verliert. Haut, die zu lange der Sonne ausgesetzt ist, ist chronisch leicht entzündet. Diese leichte Entzündung und die damit einhergehende Anschwellung der gebräunten Haut glättet die Falten und lässt uns erholt aussehen. Ist die Bräune

Sonnenbräune: Falten und die Gefahr von Hautkrebs sind der Preis.

vorbei, sind die Falten wieder da und zurück bleibt eine in ihrer Struktur stark geschädigte Haut.

Schlechte Ernährung und zu wenig Flüssigkeit schaden unserer Haut ebenfalls. Einen großen Bezug hat die Psyche zum Hautbild und auch Verdauungsprobleme können eine Rolle spielen.

Zellulitis: Problemzonen Po und Oberschenkel

Eine straffe zarte Haut vom Kopf bis zu den Füßen ist abhängig vom Zustand des Bindegewebes. Das weibliche Geschlecht neigt zu einer Schwäche dieses Gewebes, wobei das aber seine Berechtigung hat. Im Gegensatz zum männlichen Bindegewebe ist das der Frau nur locker und parallel vernetzt, die Unterhaut stärker und die darüber liegende Lederhaut dagegen weniger stabil ausgeprägt. Diese Struktur ermöglicht dem Gewebe, sich bei einer Schwangerschaft entsprechend auszudehnen.

Wie eine Füllsubstanz stützt und hält das Bindegewebe die Organe unseres Körpers zusammen. Mit zunehmendem Alter nimmt es an Stabilität ab. Bemerkbar macht sich die Gewebeschwäche zunächst an der Haut in Form von Dellen, insbesondere an Po, Hüften, Bauch und Oberschenkeln. Orangenhaut oder Zellulitis ist entstanden.

Später kommen Falten hinzu, die Haare werden spröde, die Krampfaderneigung verstärkt sich, Gelenke büßen an Beweglichkeit ein und Bänder und Sehnen sind weniger belastbar. All diese Phänomene weisen auf eine Bindegewebsschwäche hin, denn auch Haare und Nägel, Haut, Sehnen und Knorpel bestehen aus Bindegewebe.

Zellulitis tritt häufig in Verbindung mit Übergewicht auf. Bewegungsmangel, Schwangerschaften, Diäten sowie hormonelle Veränderungen können das Problem verschärfen.

Eine Krankheit ist übrigens die Zellulitis nicht, auch wenn die Endung „itis" (= Entzündung) dies vermuten lässt. Jedoch stellen die Hautveränderungen ein kosmetisches Problem dar, welches die Psyche stark belasten kann.

Das können Sie tun

Wichtig ist die regelmäßige Reinigung und Pflege mit den passenden Produkten. Dabei den Hals nicht vergessen, das ist die erste Stelle des Körpers, an dem die Auswirkungen des Alters zu erkennen sind. Molybdän kann in Form eines Mineralstoffpräparates ergänzt werden.

Auch psychische Verstimmungen zeigen sich im Hautbild. Wenn Sie sich depressiv, ängstlich oder nervös fühlen, helfen die Maßnahmen aus Kapitel 5.6 auch der Haut.

Zellulitis wird in der Regel mit kostenaufwändigen, dabei untauglichen Mittel bekämpft. Da Männer weitgehend verschont bleiben, liegt die Vermutung nahe, dass es einen Zusammenhang zu den Sexualhormonen gibt. Die Behandlung mit testosteronhaltigen Cremes zeigte in Therapieversuchen eine positive Wirkung auf die Bindegewebsstränge. Ob Testosteron das Problem an der Wurzel packt und dauerhaft zu empfehlen ist, ist aber noch nicht sicher.

Zellulitis: Vorsicht vor teuren Wundermitteln und Therapien!

Kieselsäure spielt eine große Rolle bei der Bildung und Reparatur von Bindegewebe. Darüber hinaus ist das darin enthaltene Spurenelement Silizium ein Nahr- und Aufbaustoff für Zähne, Knochen, Knorpel und für das Stützgewebe. Es trägt zur Elastizität der Blutgefäße bei, wirkt entzündungshemmend, stärkt das Immunsystem und verringert das Risiko von Arteriosklerose und Osteoporose.

Durch die Kieselsäure wird die Feuchtigkeitsbindung des Gewebes erhöht und damit auch die Spannkraft. Aktiviert wird die Nährstoffversorgung aus den Blutgefäßen sowie der Abtransport von Stoffwechselprodukten. Die Bildung der Kollagen- und Elastinfasern wird angeregt und unterstützt. Der Verlust an Spannkraft und Elastizität lässt sich nicht nur aufhalten, sondern in begrenztem Rahmen sogar rückgängig machen.

Kieselsäure als Kur für eine gesunde Haut und volles Haar.

Die Anwendung von Kieselsäurepräparaten ist auch bei längerer Anwendung nebenwirkungsfrei. Zur Vorbeugung und Behandlung von Zellulitis machen Sie zweimal jährlich eine Kur über sechs Wochen mit einem Kieselsäure Präparat in Gelform (z.B. täglich ein Esslöffel Sikapur Liquid mit Wasser einnehmen). Wichtig ist dabei eine Trinkmenge von mindestens zwei Litern Wasser.

PHYTOTHERAPIE: Ringelblumen-Salbe wirkt entzündungshemmend und pflegt die Haut. Zusätzlich kann Nachtkerzenöl zum Beispiel in Form von Kapseln eingenommen werden. Es wirkt juckreiz- und entzündungshemmend.

5.21 | Körperbehaarung

In der Zeit des Klimakteriums stellen viele Frauen fest, dass auf der Oberlippe und am Kinn zunehmend mehr dunkle Haare wachsen. Das ist das Resultat des veränderten Androgenspiegels, der sich in den Wechseljahren einstellt. Aber nicht immer sind die Wechseljahre schuld an der ungewohnten Behaarung: Auch zu viele raffinierte Kohlenhydrate, also Zucker und Weißmehl, können das Hormonverhältnis verlagern in Richtung Androgene.

Diese „männlichen" Hormone, welche die Gesichtsbehaarung verursachen, können in anderen Körperregionen einen Haarausfall oder eine Verdünnung des Haares verursachen.

Sie wirken auf die Haarfollikel der Kopf-
haut, indem sie die Wachstumsphase der
Haare verkürzen. Dadurch wird die Struktur des Haares feiner und dünner. Jede Frau
reagiert anders auf Androgene. Sie können
bei einigen Frauen zum Haarwuchs im
Gesicht führen, bei anderen tun sie es
nicht.

Das können Sie tun

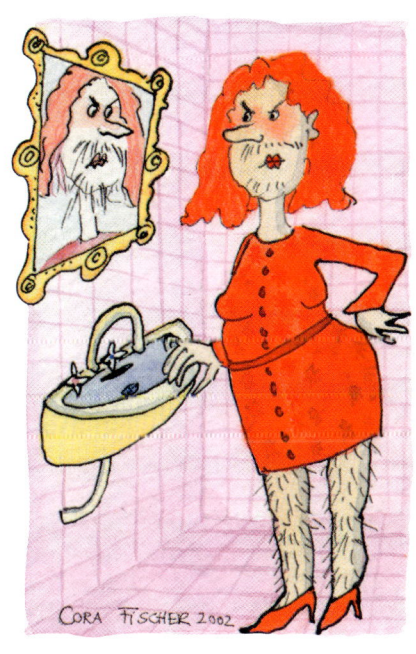

Falls Sie sehr unter dieser Behaarung leiden, kann unter Umständen eine lokale Hormonbehandlung sinnvoll sein. Aber es gibt
auch Alternativen.

ELEKTROLYSE. Bei dieser Behandlung, die
von einer Kosmetikerin durchgeführt wird,
wird elektrischer Strom mittels einer Nadel
in die Haarfollikel geleitet. Die Follikel werden dabei zerstört. Es ist eine langwierige
Behandlung und eine örtliche Betäubung ist
ratsam, da die Therapie schmerzhaft ist.

LASER. Das Verfahren zur Entfernung der Haare via Laser
ist fortlaufend verbessert worden und ist inzwischen sehr
effektiv. Auch diese Technik ist nicht schmerzlos, daher emp-
fiehlt sich auch hier ein örtliches Betäubungsmittel. Eine
weiterentwickelte Lasertechnik ist die IPL (Intense Pulsed
Light). Sie geht im Gegensatz zum herkömmlichen Laserstrahl
auf individuelle Hauteigenschaften ein und ist deshalb mit
sehr viel weniger Nebenwirkungen verbunden. Da sie, bis auf
ein leichtes Brennen, fast schmerzlos ist, kann auf die lokale
Betäubung verzichtet werden.

Haarentfernung
mittels Laser ist
teuer, die Kranken-
kassen übernehmen
die Kosten nicht.

HEIßWACHSBEHANDLUNG. Wachs, oftmals auf der Basis eines Zuckergemisches, wird warm auf die Haut gegeben und dann mit einem Vlies ruckartig entfernt. Ist man darin ungeübt, besteht die Gefahr von Hautverletzungen. Wenn Sie diese Methode bevorzugen, sollten Sie sie also ebenfalls von einer Kosmetikerin ausführen lassen. Leichter anzuwenden sind die in Drogerien erhältlichen Kaltwachsprodukte. Die Haare wachsen nach einigen Wochen wieder nach.

EPILIERGERÄTE. Sie arbeiten mit rotierenden Scheiben, die wie Pinzetten wirken. Dabei werden selbst kürzeste Haare an der Wurzel gepackt. Bei faltiger Haut besteht allerdings Verletzungsgefahr. Auch hierbei wachsen die Haare wieder nach.

5.22 | Haarausfall

Ungefähr 13 Prozent der Frauen in den Wechseljahren bemerken eine Veränderung an den Haaren, etwa 37 Prozent leiden nach der Menopause mehr oder minder stark an Haarausfall. Meist sind die hormonellen Veränderungen die Ursache und es gibt geeignete Gegenmaßnahmen. Zu einem massiven Haarausfall, zur so genannte Alopecia androgenica, kommt es jedoch nur äußerst selten. Das ist die Kahlköpfigkeit vom männlichen Typ, die das Haar feiner und dünner werden lässt. Frauen mit massivem Haarausfall sind meist in ihrem Selbstwertgefühl stark getroffen.

Bei verstärktem Haarausfall im Klimakterium ist eine ärztliche Untersuchung notwendig. Es können sich auch Krankheiten, wie zum Beispiel das polyzystische Ovarialsyndrom (Vergrößerung der Eierstöcke auf das Zwei- bis Dreifache durch zahlreiche Zysten), eine Nebennierenüberfunktion oder eine Fettstoffwechselstörung dahinter verbergen.

Das können Sie tun

Es gibt Markenprodukte für feines Haar. Haare brechen leichter, wenn sie toupiert werden. Wenn nasses Haar gebürstet wird, dehnt es sich und fällt dadurch leichter aus. Achten Sie auf die Ernährung und die Trinkmenge. Nehmen Sie zur Nahrungsergänzung Mineralstoffe (z.B. Neukönigsförder Mineraltabletten) und ein Vitaminpräparat mit Biotin (z.B. Natuderm). Biotin beeinflusst die Bildung des Keratins (lat. keras = Horn). Keratin ist eine sehr wichtige Stützsubstanz des Gewebes. Es stellt einen beträchtlichen Anteil von Haut, Haaren und Nägeln dar.

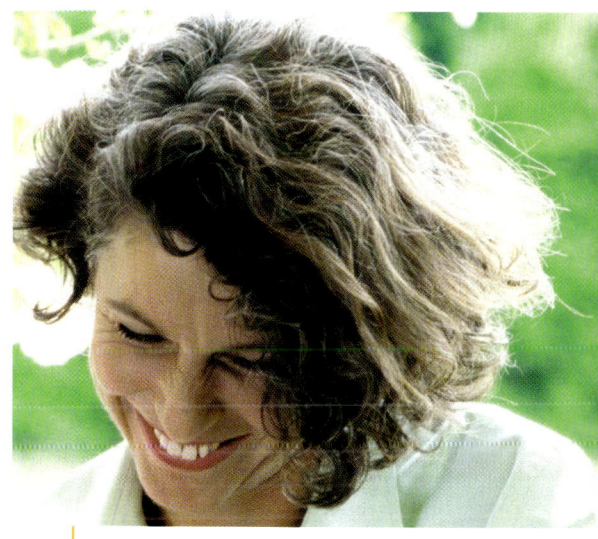

Der Hormonumschwung kann sich auch auf die Struktur der Haare auswirken.

HOMÖOPATHIE: Klimakt-Heel oder Hevert-Femin sind Basismittel zur Hormonregulierung. Cutis compositum verringert den Haarausfall. Es wird in Form von Ampullen, die getrunken werden können, angeboten.

PHYTOTHERAPIE: Brennnesselsaft oder Brennnesseltee gleicht den Mineralien- und Energiemangel aus. Erschöpfung, Müdigkeit und Haarausfall werden gemindert.

5.23   Trockene Augen

Manche Frauen leiden in den Wechseljahren unter Trockenheit der Augen. Die Ursache liegt ebenfalls im Östrogenabfall. Dieses lästige Symptom sollte behandelt werden, da im trockenen Auge die körpereigene Abwehr gegen Entzündungen nicht optimal funktioniert.

Das können Sie tun

Viel trinken! Gewöhnen Sie sich eine gesunde Ernährung an. Räume gut lüften und im Winter Wasser auf die Heizungen stellen, das verbessert das Raumklima. In der Apotheke bekommen Sie die so genannten künstlichen Tränen.

HOMÖOPATHIE: Klimakt-Heel als Basismittel im Klimakterium. Bei Entzündungen des Bindegewebes hilft Oculoheel.

PHYTOTHERAPIE: Brennnesseltee oder Brennnesselsaft trinken. Wer viel am Bildschirm arbeitet, viel liest oder fernsieht, seine Augen beim Autofahren oft überanstrengt, kann Heidelbeerextrakt einnehmen (z.B. Augenschutzkapseln Golden Star). Dadurch werden die feinen Blutgefäße der Augen stabilisiert und so die Versorgung mit Nährstoffen und Sauerstoff gefördert.

6 | Adressen und Literatur

Weiterführende Literatur

Christiane Northrup: Frauenkörper – Frauenweisheit. Zabert-Sandmann, München 1998

Susanne Kitchenhem/Annette Bopp: Beckenbodentraining. Trias, Stuttgart 2001

Udo Pollmer: Prost Mahlzeit – Krank durch gesunde Ernährung. Liepenheuer & Witsch, Köln 2001.

Inge Kelm-Kahl: Vom Frust zur Lust – Moderne Homöopathie bei Sexualproblemen. Aurelia, Baden-Baden 2001

Hans Heinrich Jörgensen: Das fröhliche Molekül – eine Einführung in die Biochemie der Mineralstoffe. Weg zur Gesundheit, Dormagen 1998

Feichtinger/Mandl/Niedau: Handbuch der Biochemie nach Schüßler. haug, Heidelberg 2002

Adressen

Feministisches Frauen-Gesundheitszentrum e.V., Bamberger Str. 51, 10777 Berlin, Telefon: 0 30 / 213 95 97

Arbeitskreis Frauengesundheit in Medizin, Psychotherapie und Gesellschaft e.V., Knochenhauerstrasse 20 – 25, 28195 Bremen, Telefon: 04 21 / 434 93 40

Sachwortverzeichnis

Bibliografische Information
Der Deutschen Bibliothek
Die Deutsche Bibliothek verzeichnet diese Publikation in der Deutschen Nationalbibliografie; detaillierte bibliografische Daten sind im Internet über http://dnb.ddb.de abrufbar.

Bitte beachten:

Jeder Benutzer ist angehalten, durch sorgfältige Prüfung der Beipackzettel der verwendeten Präparate und gegebenenfalls nach Rücksprache mit dem Arzt oder Apotheker festzustellen, ob die dort angegebenen Informationen zu Dosierung und Kontraindikationen gegenüber den Angaben in diesem Buch abweichen. Eine Haftung des Autors oder des Verlages und seiner Beauftragten für Personen-, Sach- und Vermögensschäden ist ausgeschlossen. Zu beachten sind die Hinweise im Text, die auf die Notwendigkeit ärztlicher Untersuchung und Behandlung aufmerksam machen.

Zeichnungen Cora Fischer-Cremer, Karlsruhe (11, 21, 30, 36, 68, 76, 83, 99, 103, 119), Uwe Grundner, Karlsruhe (9, 15, 85, 88), Georg Herrmann, Baden-Baden (14, 17, 20)
Fotos: Botanik-Bildarchiv Laux (Umschlag: kleines Foto, 54, 55, 63, 79), Biberach, Dieter Wedemann GmbH, Eichgraben/Österreich (97), Prof. U. Bonse, Institut für Physik, Universität Dortmund (110)

1. Auflage 2003
ISBN 3-922907-98-9
Art.-Nr. 44611
© 2003 Aurelia-Verlag GmbH
Bahnackerstraße 16,
76532 Baden-Baden
info@aurelia-verlag.de
www.aurelia-verlag.de

Umschlaggestaltung und Grundlayout: Atelier Reichert
Lektorat: Frauke Bahle
Satz: Paul Jendrek
Druck: Gulde Druck GmbH, Tübingen
Printed in Germany

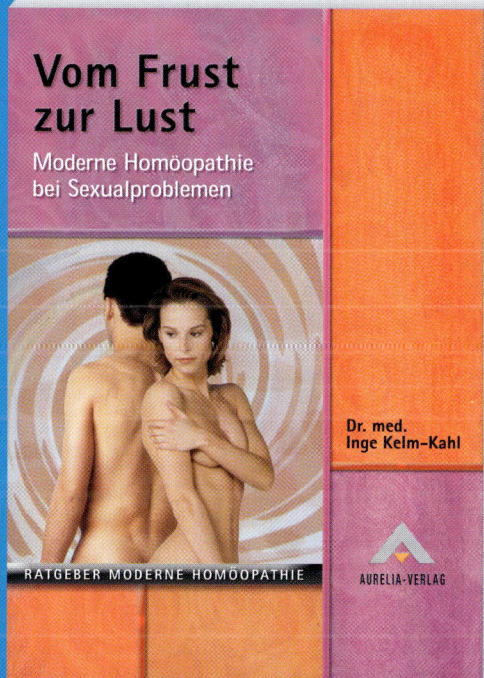
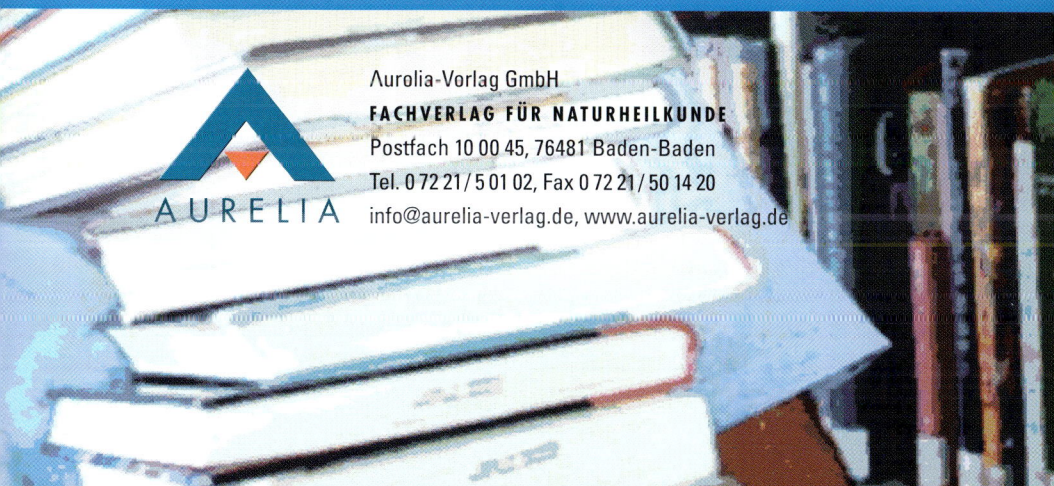

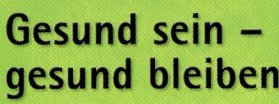
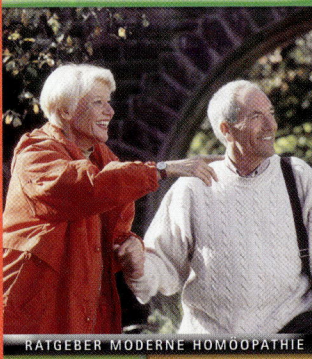
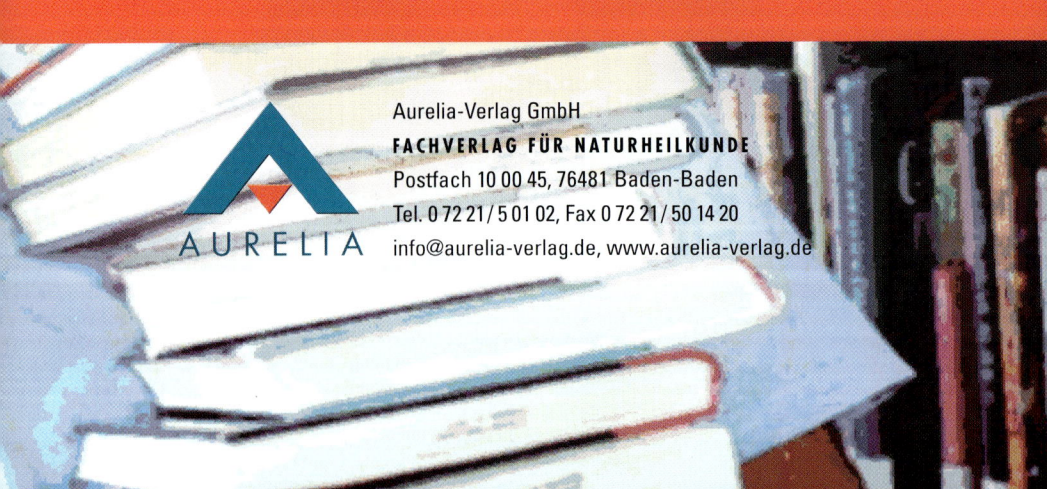